KiWi

1578

Das Buch

Zu viel? Zu laut? Zu plump? Zu dick? Zu dünn? Zu unweiblich? Es ist kaum zu glauben: 96 Prozent aller Frauen weltweit haben etwas an sich auszusetzen, nur vier Prozent finden sich wirklich schön. Was um Himmels willen ist da los? Auch Nunu Kaller kennt das Gefühl, nicht attraktiv genug zu sein, seit Kindertagen. In »Fuck Beauty!« geht sie nun anhand ihrer eigenen Geschichte der Frage nach, warum sich immer mehr Frauen unwohl in ihrer Haut fühlen. Warum so viele so obsessiv damit beschäftigt sind, sich zu »verschönern«.

Authentisch, ehrlich und mit viel Humor erzählt Kaller, wie sie gelernt hat, dieses Hadern mit den eigenen Makeln und den Selbstoptimierungswahn hinter sich zu lassen. Und sie fordert uns alle zu einem liebevolleren Umgang mit dem eigenen Aussehen auf. Jetzt. Nicht erst in fünf Kilo weniger oder mehr. Denn es geht nicht nur um Schönheit, es geht um eine Lebenseinstellung: Wenn man sich selbst liebt, strahlt man das aus – und erlebt schönere Dinge!

Die Autorin

Nunu Kaller, geboren 1981 in Niederösterreich, aufgewachsen in Wien. Studium der Publizistik, Anglistik und Zeitgeschichte. Nach dem Studium arbeitete sie zwei Jahre bei *Die Presse* im Onlineressort Politik, danach wechselte sie in die NGO-Welt. Seit einiger Zeit arbeitet sie bei einer Umweltorganisation in Wien. 2013 erschien bei Kiepenheuer & Witsch ihr erstes Buch »Ich kauf nix. Wie ich durch Shopping-Diät glücklich wurde« (KiWi 1354). Nunu Kaller lebt in Wien.

Nunu Kaller

Fuck Beauty!

Warum uns der Wunsch nach makelloser Schönheit unglücklich macht – und was wir dagegen tun können

Kiepenheuer
& Witsch

MIX
Papier aus verantwortungsvollen Quellen
FSC® C083411
FSC www.fsc.org
Verlag Kiepenheuer & Witsch, FSC®-N001512

1. Auflage 2018

Umschlaggestaltung: Barbara Thoben, Köln
Umschlagmotiv: © plainpicture/Anja Bäcker
Gesetzt aus der Legacy und Lobster
Satz: Felder KölnBerlin
Druck und Bindung: CPI books GmbH, Leck
ISBN 978-3-462-05117-9

Für Vroni und Anna
... und Violetta

Vorwort

»Nunu, spinnst du jetzt eigentlich komplett?«

Als mich dieser Gedanke durchzuckte, saß ich mit sieben oder acht Touristen aus aller Herren Länder sowie zwei Einheimischen auf einem Ausflugsboot in einem Schnorchelparadies auf den Philippinen. Um mich herum türkisfarbenes Wasser, neben mir sah ich eine Meeresschildkröte im Wasser schwimmen. Die Sonne sorgte gerade dafür, dass all meine kleinen Sommersprossen zu einer großen zusammenwuchsen (ich also so etwas wie braun wurde), der Geruch von Salzwasser in der Luft war einfach nur herrlich. Ich hatte bereits Rochen, Korallen, einen kleinen Hai und Unmengen an verschiedenen bunten Fischen gesehen, eine halbe Stunde zuvor an einem perfekten weißen Sandstrand in einer Hängematte gelegen und an den Palmen vorbei aufs glitzernde Wasser geschaut. Eigentlich passte gerade alles, um unglaublich glücklich zu sein.

Und trotzdem fühlte ich mich unwohl. Massiv sogar. Noch nass vom letzten Badestopp saß ich im Bikini auf meinem Handtuch. Einwickeln konnte ich mich nicht in das Ding, dazu war es zu klein. Ich saß also da, mein Hintern breit auf der Holzbank und am Bauch eine Speckfalte über der anderen.

Ich bin groß und kurvig. Ich bin nicht rasend dick, trage Größe 42/44 bei einem Meter achtzig. Dennoch fühle ich mich mein Leben lang schon zu dick, zu laut, zu plump, zu unweiblich, zu ... viel. Schlicht und einfach zu viel. Ich versuche oft, es mir nicht anmerken zu lassen, bin direkt, goschert, laut, fürchte mich nicht vor Öffentlichkeit. Ich nehme Platz ein. Auch auf Ausflugsschiffen. Aber gerade in solchen Situationen hasse ich mich.

Gleichzeitig liebe ich das Meer: Schwimmen, Schnorcheln, Tauchen, den Geruch am Wasser, die Sonne, den Sand zwischen den Zehen. Doch damals auf dem Schiff, vor den anderen, siegte das »Bauchgefühl«: Ich fühlte mich unglaublich unwohl.

Doch schließlich dämmerte es mir: All die Menschen an Bord würde ich in meinem ganzen Leben nie wiedersehen. Außerdem hatte mir bisher kein Einziger oder keine Einzige auch nur einen schiefen Blick zugeworfen. Niemand hatte die Nase gerümpft und sich angeekelt von mir abgewendet. Die waren sowieso alle viel zu beschäftigt damit zu überprüfen, ob ihre schweineteuren Unterwasser-GoPro-Kameras auch wirklich wasserdicht waren. Nur ich saß mangels einer solchen Kamera da und konzentrierte mich darauf, meinen Bauch einzuziehen und meine Arschbacken zusammenzuzwicken.

Wir steuerten eine Lagune an, so schön, dass es selbst die Leute von der Raffaello-Werbung nicht schöner hätten inszenieren können. Ich war in meinem persönlichen Paradies – und dachte daran, wie ich wohl aussah, anstatt mich darauf zu konzentrieren, was ich mit meinen eigenen Augen eigentlich gerade sah.

Und dann war es plötzlich so weit. In meinem Kopf legte sich ein Schalter um – einer, von dem ich vorher nicht mal gewusst hatte, dass er existierte. Ich stellte fest: »Nunu, ja, du spinnst. Du bist gerade für genau elf Tage im Paradies. Du kommst so bald nicht mehr hier her. Dick fühlen kannst dich zu Hause auch noch.« So blöd sich das jetzt vielleicht anhört, ich schwöre, dieser Moment hat meinen Urlaub verändert. Und mein Leben.

Plötzlich war es mir komplett egal, ob man meine drei Speckrollen sah, während ich in der Hängematte lag. Ich genoss die Sonne auf meiner Haut, ich hörte den singenden Vögeln und kreischenden Geckos zu, konnte stundenlang auf einen Busch starren, dessen Blüten ihre Farbe innerhalb weniger Tage von einem leuchtenden Pink in ein helles Gelb verwandelten. Bei den weiteren Bootsausflügen verzichtete ich auf irgendwelche Shirts oder Tuniken, während wir von einem Schnorchelspot zum nächsten schipperten. Ich ignorierte meinen Körper schlicht und einfach.

Wobei, nein, ich ignorierte das, was ich an meinem Körper nicht mochte – und gleichzeitig waren all meine Sinne viel wacher. Essen schmeckt eben besser, wenn man nicht daran denken muss, wie viel Kalorien das wohl hat. Mit Anlauf von einem Felsen ins Wasser zu springen, zu spüren, wie man eintaucht, macht eben mehr Spaß, wenn man nicht darüber nachdenken muss, wie man beim Sprung wohl aussieht.

Zurück zu Hause wollte ich mir diese neu gewonnene Freiheit natürlich unbedingt erhalten. Ich stellte mir unzählige Fragen: Warum hatte ich mich eigentlich immer so hässlich gefühlt? Warum fand ich andere Frauen, die Raum einnehmen, Kurven haben, teilweise wirklich dick sind, schön, wenn sie authentisch sie selbst sind – nur mich selbst nicht?

Doch der Weg zu einem positiven Körperbild ist kein einfacher. Hier zeichne ich meinen nach. Ich weiß: Ich bin eine von vielen. Ich bin nichts Besonderes, sondern in Sachen Körperbild wahrscheinlich sogar sehr durchschnittlich für unsere Breitengrade. Was die vielen anderen Frauen und mich wohl eint: Noch nie standen wir wie ein Freund von mir in Unterhosen, mit schütteren Haaren und mehr Waschbär- als Waschbrettbauch vorm Spiegel und haben uns laut bewundert. (Wahnsinn, ich bin immer noch neidisch auf ihn.)

Was ich hier schreibe, ist nicht revolutionär. Ich habe weder den Stein der Weisen ge- noch das Rad erfunden. Im Gegenteil, nach gefühlten Jahrzehnten des Schlankheitswahns, der im Heroin Chic der späten Neunziger und frühen Zweitausender gipfelte, merkt man seit einiger Zeit eine immer lauter werdende Gegenbewegung. Zunächst fing es als trotziges »Wir sind rund und gesund« und »Fett ist schön!« an, doch inzwischen scheint die

Position, dass JEDER Körper schön ist, auch in den Mainstream-Medien anzukommen. Allerdings sind das immer noch nur einzelne Artikel, eingepackt zwischen Diättipps (Fünf Kilo in drei Tagen!) und Modestrecken, in der Models mit Größe 34 ihren flachen Bauch in die Kamera strecken. Aber es bewegt sich merklich etwas.

Wobei, bei meinem ersten Projekt ging es mir genauso: Ich beschloss, ein Jahr lang keine neue Kleidung zu kaufen und mir gleichzeitig anzusehen, wo die Kleidung herkommt, die ich bei Textilschwede und Co. gekauft hatte – und welche Alternativen es gibt.[1] Beim Eintauchen in diese Welt der fairen Mode dachte ich: Boah, da bricht ja gerade echt was auf, das ist ja riesig! In ein paar Jahren haben wir nur noch fair produzierte Mode in den Läden hängen, es wird zum Wendepunkt kommen!

Doch dann las ich, dass nur 0,5 Prozent der globalen Baumwollproduktion bio ist. Und mir wurde klar: Es ist eine Nische und es wird auch noch sehr, sehr lange eine Nische bleiben. Es war ich, die ihre Perspektive verändert hatte. Die plötzlich die Modewelt mit anderen Augen sah. Und ich habe den leisen Verdacht, dass es mir mit dieser Öffnung des Schönheitsbegriffs ähnlich geht. Ja, es passiert etwas, aber es ist momentan letztlich nichts anderes als ein Trend-Thema.

* In den USA gewann Ashley Nell Tipton, eine Plus-Size-Designerin, die 14. Staffel der beliebten Serie »Project Runway« (funktioniert wie »Germany's Next Topmodel« – und wird übrigens auch moderiert von Heidi Klum –, nur dass verschiedene Jungdesigner jede Woche neue Teile entwerfen müssen).

* Bereits vier Mal in den vergangenen Jahren wurden für die berühmten Bikini-Shootings der »Sports Illustrated« Plus-Size-Models eingesetzt, eine davon landete sogar auf dem Cover.

1 Dazu gibt es übrigens auch ein Buch: »Ich kauf nix! Wie ich durch Shoppingdiät glücklich wurde«, erschienen bei Kiepenheuer & Witsch 2013.

* Die Kosmetikmarke Dove zeigt seit Jahren Frauenkörper in ihrer Werbung, die nicht den klassischen Modelmaßen entsprechen (zwar immer noch mörderisch nachbearbeitet, aber hey, immerhin ...).
* Auch der Modemarkt beginnt langsam darauf zu reagieren, dass die Durchschnittsgröße von Frauen in Deutschland bei 42/44 liegt.
* Buzzfeed.com, mit 150 Millionen Klicks im Monat zurzeit eines der erfolgreichsten Medienportale im englischsprachigen Raum, legt in seinen Videos einen besonderen Fokus auf Plus-Size-Frauen. Andere Kanäle wie Revelist.com arbeiten nach dem gleichen Prinzip.
* »My big fat fabulous life«, eine Reality-Doku über die stark übergewichtige und dennoch sehr sportliche Whitney Way Thore aus North Carolina, läuft in den USA bereits in der vierten Staffel und wurde in viele Länder verkauft.
* Das gängige Schönheitsideal hat sich in den vergangenen Jahren definitiv von Kate Moss (zaundürr) in den Neunzigern zu Kim Kardashian (schlank, aber immerhin sehr kurvig) entwickelt.

Doch das ist nur die halbe Wahrheit. Im Fernsehen, in Printzeitungen, in der Werbung und den sozialen Medien sind die am häufigsten dargestellten Frauen jung, extrem schlank und weiß. In den USA haben laut einer Statistik von 2012 67 Prozent aller Frauen mindestens Größe 42. Der Prozentsatz der Frauen mit dieser Größe und aufwärts, die in den klassischen Medien gezeigt werden, beträgt jedoch nur ein bis drei Prozent. In den sozialen Medien gibt es immer irrer werdende »Wettbewerbe« junger Frauen untereinander, wer am schlanksten ist. Mitte 2015 machte die sogenannte Belly-Button-Challenge die Runde, bei dem man den Arm hinten um den Körper herumschlingt und mit der Hand den Bauchnabel berührt. Dabei ging es darum, wer die kleinste Taille und Hüfte hat. Als sich das – Achtung, Treppenwitz – totgelaufen hatte, kam es zur

Collarbone-Challenge, bei der es um ein möglichst hervorstehendes Schlüsselbein ging: Wer die meisten Münzen in die Kuhle zwischen Schlüsselbein und Trapezmuskel hineinlegen konnte, hatte gewonnen – und war wahrscheinlich massiv untergewichtig. Aus Asien kam dann Anfang 2016 der in meinen Augen absurdeste aller Trends herübergeschwappt: die DIN-A4-Challenge. Schlank waren diejenigen, die ihre gesamte Taille hinter einem (hochkant gehaltenen!) A4-Zettel verschwinden lassen konnten. Die kurze Seite eines DIN-A4-Zettels ist 21 Zentimeter breit. Zur Erinnerung: Die berühmten »90-60-90«-Traummaße aus den Fünfzigern sahen einen Taillenumfang von 60 Zentimetern, also knapp 25 Zentimeter in frontaler Ansicht, als ideal an. Durch die Medien ging jeweils ein kleiner Aufschrei, auf Instagram gingen die Challenges jedoch munter weiter.

Einerseits werden Frauen jenseits irgendwelcher Idealmaße also immer sichtbarer, andererseits wird der Schlankheits- und Fitnesstrend immer extremer. Im Wochenrhythmus lese ich von neuen »Makeln«, die Frau haben kann, ich komme kaum hinterher.

Warum gibt es so hohe Erwartungen an Frauen? Warum müssen Frauen hübsch sein, schlank sein, und warum werden sie so viel mehr an ihrer Optik gemessen als Männer? Warum sind dicke Männer so viel »normaler« als dicke Frauen? Warum konnte ich mich selbst nie leiden? Warum dachte ich immer, dass mein Leben perfekt sein würde, wenn ich 15 Kilo weniger hätte? Fragen über Fragen wirbelten in meinem Kopf, nachdem ich aus meinem Urlaubsparadies zurück war.

Ich habe es satt. Ich will mich nicht mehr permanent damit beschäftigen müssen, wie gut oder schlecht ich aussehe. Ich will mich nicht mehr unglücklich machen, weil ich bestimmten Idealen nicht entspreche. Wo kommen diese Ideale überhaupt her? Wer macht die? Und warum? Ich habe keine Lust mehr darauf, nicht genießen zu dürfen. Ich will nicht mehr Angst vor schiefen Blicken haben, wenn ich lustvoll in eine Semmel mit Schoko-Nuss-Aufstrich beiße (mit Butter drunter! Oh Schreck!). Ich will mich nicht mehr dauernd mit anderen Frauen vergleichen.

Ich frag mich nur, wie das gehen soll. Kann man das einfach so beschließen, dass es einem ab jetzt gut geht? Dass man ab jetzt einfach auf sämtliche Schönheitsideale pfeift? Wohl nicht.

Doch der schlichte »Da pfeif ich jetzt drauf«-Typ war ich sowieso nie. Erst einmal informieren und nachdenken, damit meine unbeschwerte Zeit im Inselparadies kein einmaliges Erlebnis bleibt.

Online werde ich Unmengen an Websites, Tipps und Bücher zum Thema Fat Acceptance und Modeblogs von kurvigen Frauen finden. Doch schnell ist klar: Das Thema geht noch viel tiefer. Es geht um Selbstwert, um Konsum, um Feminismus und um Medizin. Und um all diese Themen geht es in diesem Buch: Ich will einige der Fragen rund um Selbstwert und Schönheit beantworten. Für andere, aber auch für mich ganz persönlich.

Wie war das eigentlich?

Doch bevor ich Bücher wälze und recherchiere, was die Experten und Expertinnen über mein mieses Körpergefühl sagen, sollte ich vielleicht erst mal mich selbst befragen. Wie war das eigentlich in meiner Kindheit?

Ich war ein pummeliges Kind. Ich war ein ungeschicktes Kind. In meiner Familie hörte ich gefühlt im Tagesrhythmus, dass ich diejenige mit den zwei linken Händen und Füßen sei. Lieb, aber patschert, wie man in Österreich so gern sagt.

Ich war die Nachzüglerin, war die, die immer größer und runder als ihre AltersgenossInnen war. Und die das von ihrer Familie regelmäßig zu hören bekam. Gleichzeitig bekam ich aber auch Berge an Schokolade, hatte relativ freien Zugang zum Naschkastl. Und aufgegessen wurde, was auf den Tisch kam: Das Konzept »Essen, bis man satt ist« statt »bis der Teller leer ist« habe ich nie gelernt und schaffe es bis heute nicht wirklich.

Ich war sechs oder sieben, als mein Bruder sein Abitur machte und meine Eltern mit ihm nach Griechenland fuhren. Mir wurde nachher berichtet, dass sehr lang diskutiert wurde, ob man mir ein T-Shirt mit einem Ballett tanzenden Elefanten mitbringen solle oder nicht. Es hätte ja soooo gut zu mir gepasst. Dabei ging ich gar nicht zum Ballett.

Meinen Opa liebte ich unter anderem sehr für seine Direktheit – und er liebte es, mich verbal ein bisschen herauszufordern – weil er wusste, ich vertrag das, ich bin schlagfertig – und wir hatten immer wahnsinnigen Spaß daran, uns gegenseitig freche Sprüche zuzuwerfen. Doch einige seiner Sprüche haben sich in mir wohl auf Lebenszeit eingebrannt, allen voran sein mit in Falten geworfener Stirn vorgetragenes »Na, die muss einmal mit dem Kopf punkten!« – in meiner Anwesenheit. Ich war etwa neun Jahre alt. Subtilität ist ganz allgemein nicht die Stärke meiner Familie.

Wenn ich an meine Kindheit denke, dann habe ich überwiegend sehr gute Erinnerungen an meine Familie. Vom mittleren Bruder verwöhnt werden, mit ihm ganze Teepartys mit meinen heiß geliebten Bärenwaldfiguren inszenieren. Am Computer des ältesten Bruders spielen dürfen. Gemeinsam Legohäuser für die Bärenwaldfiguren bauen – mit echtem Licht über der selbst gebastelten Badewanne. Ausflüge, Urlaube, Radfahren, ins Freibad oder an den See, es gab immer Programm. War mir langweilig, motivierten meine Eltern mich zum Lesen (wofür ich ihnen sehr dankbar bin: Die Leseratte, die ich damals wurde, bin ich geblieben). Kultur war immer Pflicht, auch im Urlaub. Als ich mal sagte, ich hätte als Kind gefühlt jede Kirche Westungarns von innen gesehen, entgegnete mir die Frau Mama auf ihre herrlich trockene Art: »Die Ostungarns auch.«

Während dieser schönen Erinnerungsreise macht sich jedoch ein Gedanke in mir breit, der sich zartbitter anfühlt: Ein positives Körperbild bekam ich anscheinend nie vermittelt. Im Gegenteil. Ich war wie gesagt damals schon immer ein bisschen zu viel, zu groß, zu dick, zu ungeschickt – und bekam das regelmäßig von meiner Familie gesagt. Das prägte sich so sehr ein bei mir, dass es lange dauern sollte, bis ich überhaupt mal den Gedanken hegen konnte, dass ich nicht die dritte Vogelscheuche von links war. Ich musste schließlich mit dem Kopf punkten, wie mein Opa behauptet hatte. Dass genau das nicht so war, überknauserte jedoch mein Kopf nicht. Dumm gelaufen.

Ich habe bisher nie genau dorthin geschaut. Es war immer unangenehm, an mein »Frauwerden« zu denken – und jetzt wird mir klar, warum. Ja, verdammt, da waren Momente dabei, die wirklich wehgetan haben! Ich habe nie kapiert, was diese permanenten Sprüche von wegen Elefant beim Ballett in mir ausgelöst haben – wahrscheinlich wollte ich es selbst nicht wahrhaben. Und da sich solche Situationen mit einem lustigen Spruch viel schneller lösen ließen, als aufzustehen und zu sagen: »Das will ich nicht, das tut mir weh«, blödelte ich eben oft darüber hinweg. Und jetzt? Jetzt merke ich, dass ich da einfach nicht mehr drüberstehen will! Zumindest mal für eine Zeit lang.

Ich mache niemandem Vorwürfe, und ich liebe meine Familie innigst, jeden auf seine Weise. Ich werde meiner Mutter niemals böse sein, dass ich sehr oft ein schroffes »Aber das gehört sich so« hörte, wenn es um Kleidung ging. Ich kenn ja Oma. Ich weiß ja, wo es herkommt. Oder ihre Standardantwort, wenn irgendjemand sagte, ich würde der Mama ja soooo ähnlich sehen: »Ja, leider, die Arme, gell?« Wie gesagt: Subtilität ist nicht so die Sache meiner Familie. Nicht falsch verstehen bitte: Ich liebe sie alle trotzdem – oder deshalb? – über alles.

In der Schule machte ich klassische Außenseiterkarriere. Im Sportunterricht war ich immer unter den Letzten, die gewählt wurden. Die dicke Unsportliche. Außer beim Basketball. Da gehörte ich zu den Erstgewählten – kein Wunder, ich konnte Bälle von den anderen blocken, ohne dass ich dafür springen musste. Einigen konnte ich die Bälle sogar einfach aus der Hand reißen, selbst wenn sie ihre Arme weit nach oben gestreckt hatten. Aber Völkerball, Volleyball und sonstige Teamwettbewerbe: Fehlanzeige. Ich begann, Bewegung zu hassen. Allein schon der Geruch im Turnsaal löste Panikattacken in mir aus. Dabei hatte ich es davor immer geliebt zu schwimmen oder Fahrrad zu fahren.

Lange war ich die Größte in meiner Stufe. Nicht nur das größte Mädchen. Erst mit 17, 18 holten mich dann noch einige der Jungs ein. Besonders zwei von ihnen wurden nicht müde, mich immer wieder »Fette Sau« oder Ähnliches zu schimpfen.

Ich wog damals 70 Kilo bei einem Meter achtzig ... Inzwischen glaube ich eher, dass die Burschen aus ihrer Froschperspektive irgendwie »groß« und »fett« durcheinanderbrachten, aber bitte. Schwamm drüber.

Als ich dreizehn war, lernte ich außerhalb der Schule eine Clique kennen. Eines der Mädchen, Steph, zählt noch über zwanzig Jahre später zu meinen allerbesten Freundinnen. Wir trafen uns im Pfarrjugendclub, kamen uns rasend cool vor, weil wir im Pfarrheim rauchten, später gingen wir gemeinsam auf Partys, es gab erste Lieben, die Mädels gingen gemeinsam shoppen, klassische Jugend eben. Aber so hundertprozentig passte ich da nie rein. Ich war zwar zu meiner eigenen Überraschung nicht die Größte, aber gefühlt die Dickste. Was objektiv nicht mal stimmte, aber das Gefühl war bereits fest eingebrannt. Ich war lustig, ich war der Kumpel, ich war nicht interessant für die Jungs. Dass ich mich einfach nur selbst in diese Ecke gestellt hatte, fiel mir erst Jahre später auf.

In meiner Uni-Zeit hatte ich dann plötzlich einen recht großen Freundes- und Bekanntenkreis – ich ging schlicht und einfach gern auf Partys, lachte gerne und wollte Spaß haben. Unter den Freunden waren sehr viele Männer. Nie dachte ich, für einen von ihnen interessant zu sein. So blendete ich die ganze Flirterei einfach komplett aus – und litt innerlich. Dass ich nach fast jeder Party von einem der Jungs angerufen und nach der Nummer einer damaligen Freundin, die der Inbegriff von »süß« und »hübsch« war, gefragt wurde, machte die Sache nicht einfacher. Es gab zwar auch bei mir immer wieder Beziehungen, aber nichts hielt lange, ich war mir meiner selbst einfach zu unsicher – hielt mich immer für das blinde Huhn, das halt auch mal ein Korn findet (rückblickend betrachtet waren das doch so einige Körner, von denen sich im Endeffekt die meisten als etwas schwer verdaulich herausgestellt haben ...). Die Unsicherheit überspielte ich mit meiner Schlagfertigkeit und wurde so den Kerlen einfach »zu viel«. Und wieder festigte sich mein Selbstbild.

Irgendwann kam dann mein Ex daher. Wir kannten uns eigentlich schon ewig, aber hatten nie wirklich viel miteinander zu tun gehabt. Als wir dann zusammen waren, erzählte er mir nach kurzer Zeit, dass er mich schon damals, mit 19 Jahren, toll gefunden hatte. Mich traf das aus heiterem Himmel – oha, hatte ich da wohl einen Knacks im Selbstbild? Ich schwebte einige Monate nur so vor mich hin. Doch auch seine Komplimente wurden rasch weniger, und schon bald wurden mein Gewicht und meine fehlende Konsequenz bei den diversen Abnehmversuchen zum Thema.

In den vergangenen Jahren hielt ich mich immerhin nicht mehr für die Vogelscheuche schlechthin. Ich konnte einzelne Punkte aufzählen, die ich an mir mochte. Meine Augen, mein Lachen, meinen Mund, meine Brüste, meine Haare, meine langen Beine, meine Taille, meine Sommersprossen (die mochte ich immer schon, Schönheitsbilder hin oder her). Aber genauso schnell konnte ich die Punkte runterrattern, die ich nicht mochte. Meine breiten Füße. Mein dicker Hintern. Mein Schwabbelbauch. Meine fetten Knöchel. Meine riesigen Oberschenkel. Meine sich so hässlich kräuselnde Nase. Dass ich meine Oberlippe beim Lachen so weit raufziehe. Meine Kaller'schen Eckzähne. Und man darf raten, worauf ich eher geachtet habe.

Komplimente annehmen ging nicht. Sagte mir jemand, er fände mich hübsch, dann reagierte ich wahlweise mit einem ausgesprochenen »Siehst du schlecht?« oder einem gedachten »Na klar, und morgen melde ich mich bei den Misswahlen an«.

Schön, hübsch, fesch – das waren die anderen. Ich ließ mich von diesem Gedanken zumindest nicht mehr einschüchtern. Na und? Dann war ich halt so! Ich konnte ja »mit dem Kopf punkten«. Ich hatte Menschen in meinem Leben, die mich liebten, so wie ich war, und die ich liebte und liebe. Mein Kleidungsstil wurde weiblicher, aber an erster Stelle stand weiterhin das Kaschieren.

Beruflich ging ich meinen Weg. Da konnte ich die Sache mit meiner Figur komplett ausblenden, da hatte ich Erfolg – aber mein Spiegelbild wurde mir trotzdem nicht sympathischer. Ich sah mich prinzipiell durch die Augen anderer, schlanker Menschen – ohne zu wissen, was sie wirklich von mir dachten. In meinem Kopf zirkulierte das Heilsversprechen aller Abnehmwilligen: Wenn ich erst einmal so richtig schlank wäre, dann würden mir alle zu Füßen liegen. Dann wäre ich beruflich gleich noch erfolgreicher. Dann würde ich mir den Traummann schlechthin angeln. Dann würde ich das braun gebrannte, surfende Beach-Girl werden, das alle mit ihrem Aussehen und ihrem Humor umhaut. (Fürs Protokoll: In der Sonne werde ich rot, nicht braun. Ich hege den leisen Verdacht, dass sich das auch mit 20 Kilo weniger nicht geändert hätte. Und auch Surfen lernen ist im Abnehmpack nicht automatisch inbegriffen, vermute ich, das muss man wohl schon noch lernen. Aber hey, Wunschvorstellung ist Wunschvorstellung.)

Warum ich das alles erzähle? Weil ich glaube, dass ich nichts Besonderes bin. Weil ich keine Frau kenne, deren Körper-Selbstbild nichts mit ihrer Familie und ihren Kindheitserfahrungen zu tun hat.

Eine Erkenntnis lässt sich jedenfalls nicht mehr verdrängen: Ich habe mich all die Jahre ordentlich selbst betrogen. Dieses Sich-selbst-Vormachen, dass man ja irgendwann mal schlank und schön sein wird und dass dann das echte Leben anfängt, ist ein hoch riskantes Manöver. Denn man nimmt sich dadurch ungeheuer viel an Lebensqualität.

Und jetzt? Jetzt nervt mich dieser ganze Fokus auf mein eigenes Äußeres selbst massiv, und ich will draufkommen, wieso ich mich jahrelang so fertiggemacht habe. Und vor allem will ich wissen: Bitte was ist eigentlich diese »Schönheit«, von der alle sprechen? Gehen wir es an!

Die Abnehmerfolge der Daniela Katzenberger

Aber jetzt erst einmal Ende mit der Grübelei. Ich mag nicht mehr drüber nachdenken, warum ich mich so hässlich gefühlt habe. Es bin ja nicht nur ich, es geht ja vielen Frauen so. Doch damit beschäftige ich mich ein anderes Mal – jetzt erst einmal Prokrastination: Glotze an und Hirn aus.

Grooooßer Fehler.

Ich zappe mich durch einige der 25 Kanäle. Auf ORF läuft die Sitcom »How I met your mother«. Hach, Robin ist so eine schöne Frau, ich würde so gern aussehen wie sie, so hübsch und schlank und zart! Halt, stop, weiter.

Auf ATV rennen gerade die allerletzten Minuten von »King of Queens«: Dicker, liebenswerter Kerl sitzt im Jogginganzug bei Bier und Chips mit rundlichen, liebenswerten Cousins (oder Freunde, habe ich vergessen) auf dem Sofa, als seine schlanke, topgestylte Frau zur Tür reinkommt, sich der High Heels entledigt und erklärt, sie müsse noch weiterarbeiten, der Chef habe ihr Unmengen an Arbeit aufgeladen. Ihr Mann ist entsetzt, weil er dachte, dass sie jetzt für ihn und seine Freunde kochen würde. Zum Glück beginnt gerade die Werbung, ich bin kurz davor, ihm ein lautes »Mehr Gleichberechtigung, der Herr« entgegenzuschmettern, und dann denken die Nachbarn wieder, ich hab sie nicht mehr alle ...

In der Werbepause werden mir Parfums, Autos, Joghurt,

Schokolade und Softdrinks von schlanken weißen Frauen angeboten, drei davon sind im Bikini.

Danach startet die Serie »Two and a half men«, in der Hauptfigur Charlie, der sich grundsätzlich nur mit spindeldürren, aber dickbusigen und geistig gesehen zumeist nicht ganz hellen Frauen umgibt – jeweils eine Nacht lang. Die dicke Haushälterin tritt grundsätzlich in Männerkleidung auf und stellt den Inbegriff des Mannweibs dar, ihre Erfahrungen als Frau und sexuelles Wesen liegen in der Vergangenheit, sie referenziert aber immer wieder darauf.

Ich zappe weiter und lande in einer Werbeblock-Spirale, fünf Sender lang nur Werbung. Dann lande ich beim Dauerwerbesender, im Fitnessblock. Dort wird mir erklärt, wie ich mit einem Gürtel, der mir Stromstöße verabreicht, ganz einfach, auf dem Sofa liegend, abnehmen kann. Ich entscheide mich dafür, ohne Stromstöße auf dem Sofa liegen zu wollen und stattdessen weiterzuschalten.

Auf einem kleinen Sender läuft eine Nachrichtensendung. Die Moderatorin: sehr schmal, sehr künstlich. Doch das stört mich weniger – wenn ich aussehen dürfen will, wie ich will, dann darf die Dame das auch. Was mir jedoch übel aufstößt, ist der Bericht. Es werden die Kleidungsstile von Politikerinnen verglichen. Welche einen guten Geschmack und eine wahnsinnig tolle Figur hat (Michelle Obama), welche eher gar kein Gefühl für Optik hat und daher immer zum gleichen, unweiblichen Stil greift (Angela Merkel). Dass Angela Merkel eine der mächtigsten Frauen der Welt ist, die seit Jahren an der Spitze von Deutschlands Politik steht, bleibt unerwähnt. Aber dass sie es 2008 bei der Eröffnung der Osloer Oper gewagt hat, in einem tief ausgeschnittenen Kleid aufzutreten, wird auch noch neun Jahre später zum gefühlt tausendsten Mal thematisiert – inklusive der Bilder. Himmel noch mal!

Auf die sogenannte Nachrichtensendung folgt eine Klatschsendung. Da wird es mir endgültig zu viel. Nein, ich will mir keinen dreiminütigen Beitrag über die Abnehmerfolge von Daniela Katzenberger – mit aufgespachteltem Make-up schwitzend und lächelnd beim Training gefilmt – ansehen! Aus! Abschalten!

Ich greife zu einer Frauenzeitschrift, die ich mir für Hirnabschalt-Momente gekauft habe, verwerfe die Idee jedoch gleich wieder. Ich will jetzt keine Abnehmtipps lesen und gephotoshoppte minderjährige Models in Kleidung, die ich mir eh nicht leisten kann und will, sehen.

Verdammt, was mach ich jetzt? Ich will mich nicht mehr mit mir selbst, mit meinem Aussehen, meiner Wirkung auf andere und meinem Selbstbild beschäftigen. Neinneinnein. Und doch kreist wieder alles um dieses Thema. Ich geh mir grad so unglaublich auf die Nerven. War die Idee, der ganzen Sache auf den Grund zu gehen, doch keine so gute? In mir drinnen formt sich ein großer Knoten im Magen, bestehend aus Unsicherheit und Angst. Auf diese persönliche Schwachstelle mit der Lupe hinzuschauen, was ist mir denn dabei bitte eingefallen?

Bewegung. Es muss Bewegung her. Ich ziehe meine bequemen Schuhe an und stapfe los. 45 Minuten gehen und ich bin auf einer Anhöhe, von der aus ich über halb Wien blicken kann.

Einmal Feminismus, 126-mal Photoshop

Doch wie so oft schaffe ich es einfach nicht, mein Hirn auszuschalten: Nach fast eineinhalb Stunden Laufen und einer halben Stunde am Heimtrainer lassen mich die Frauenbilder in den Medien immer noch nicht los. Dann halt lieber so richtig reinstürzen ins Thema!

Im verschwitzten Sportgewand setze ich mich auf mein Fahrrad und fahre zum Zeitschriftenhändler am Bahnhof. Ich kaufe mir die verschiedensten Magazine, die sich an Frauen jeglichen Alters richten, von »Mädchen« bis »InStyle«. Viele dieser Magazine habe ich irgendwann innerhalb der vergangenen zwanzig Jahre gelesen, ließ mich modisch inspirieren, fand die eine oder andere Reportage spannend. Meine durchschnittliche Lesedauer solcher Magazine betrug aber wahrscheinlich eine Viertelstunde. Heute will ich sie mir mal mit meinem neuen, geschärften Blick durchsehen.

Zu Hause angekommen blättere ich zunächst durch ein ganz typisches deutsches Frauenmagazin, von denen es so viele gibt, und die fast alle einen Frauennamen als Titel tragen – und werde ziemlich wütend: In den Modestrecken sieht man ausschließlich Frauen im Alter von unter 25 Jahren, während in einem Artikel die Schönheit einer bekannten älteren deutschen Schauspielerin gelobt wird. Wie toll sie in Würde altere. Mit einem großen Foto, auf dem diese Frau aussieht wie irgendwas zwischen dreißig und alterslos. Keine Falte im Gesicht, kein natürliches Kräuseln über der Oberlippe, keine Flecken an den Händen und der Hals einer Zwölfjährigen. Man kann nicht sagen, wie alt diese Frau ist, sie sieht einfach nur unnatürlich aus. Auf meinem Handy suche ich nach aktuellen Paparazzifotos von ihr – und siehe da: Man sieht dieser Frau eindeutig an, dass sie keine dreißig ist. Sie ist über sechzig, und sie ist wunderschön dabei. Trotz vieler Falten im Gesicht und am Hals denke ich mir bei ihrem Anblick: Ich möchte in dem Alter auch mal so aussehen. Ich möchte aber definitiv nicht wie die Frau auf dem Foto in der Zeitschrift aussehen.

Überhaupt: Photoshop in Zeitschriften. Alle Models haben samtene Haut, nicht einen einzigen Leberfleck, wo er nicht hingehört, haben schlanke Arme, einen straffen Hals, weiße Zähne und nirgendwo auch nur eine einzige Falte. Einige von ihnen wirken, als hätten sie einfach gar keine Poren auf der Haut. Alles Pfirsich.

Ein anderes Magazin bringt mich noch mehr zur Weißglut. Auf dem Cover die wunderschöne Ashley Graham, die Frau, die mit Größe 44 bereits das »Sports Illustrated«-Cover zierte, und deren Karriere als Plus-Size-Model derzeit durch die Decke schießt. Beim Kauf hatte ich mich noch gefreut: Kein Magermodel auf dem Cover! Und in riesigen Lettern »Ich glaub an mich« eine Geschichte über Graham angekündigt! Die Geschichte selbst ist drei Seiten lang, eine Seite davon ein Porträtfoto von Graham. Ihr ganzer Körper ist nur auf zwei kleinen Fotos erkennbar. Im Interview erklärt sie, dass auch ihr Weg ein steiniger gewesen sei und dass sie sich in ihrer Position als Role Model für so viele Frauen auf der ganzen Welt sehr wohlfühle. So weit, so schön. Diese drei Seiten hätte ich gerne mit fünfzehn gelesen und nicht erst mit fünfunddreißig, denke ich mir, und blättere weiter.

Mit jedem Umblättern werde ich jedoch wütender. Im gesamten restlichen Heft ist nicht ein einziges Model jenseits von Größe 36 zu finden. Nur schlanke Frauen mit Traumfigur, samtener Haut und keinem sichtbaren Makel. Nicht, dass ich ab jetzt nur noch dicke Frauen sehen möchte, aber abgesehen von Ashley Graham mit ihrem wunderschönen und perfekten Gesicht sehe ich keine Einzige. Apropos »wunderschön« und »perfekt«: Langsam dämmert mir, dass auch schlanke Frauen mit solchen Magazinen ein Problem haben müssen, da einfach keine Frau der Welt mit einer Haut ohne Poren auskommt. Aber Hauptsache die »Ich glaub an mich«-Message auf den Titel geben.

Was mich am meisten ärgert: Den MacherInnen des Magazins ist ihre mixed message wahrscheinlich nicht einmal bewusst. Sie geben Ashley Graham das Cover und halten sich wahrscheinlich ab jetzt für inklusiv. Na toll.

Nach diesen beiden Magazinen widme ich mich den Jugendblättern. Schließlich gibt es zahlreiche Beauty-Zeitschriften, deren Zielgruppe Zwölf- bis Achtzehnjährige sind. In denen kein einziges Gesicht unretuschiert ist und Schminktipps gegeben werden, die ich mit meinen 35 Jahren noch nicht kannte. Gleichzeitig wird betont, dass die »Boys« am häufigsten auf »natürliches Make-up« stehen – von gar keinem Make-up ist nie die Rede. In der »Bravo« kommen bei Weitem nicht mehr so viele Musiker wie zu meinen Teenagerzeiten vor, dafür eine Menge sogenannte Influencer von Instagram und YouTube, die meisten davon sehr jung, schlank und im Grunde nichts anderes als lebende Litfaßsäulen.

Klatschmagazine für Erwachsene sind keinen Deut besser. Unretuschierte Fotos gibt es nur in der »Wie kann sie nur«-Sektion. Oder auch gerne auf der »Auch Stars haben Cellulite!«-Seite. Fotos von Stars, auf denen Dellen am Hintern zu sehen sind, werden mit dem Beigeschmack »Hach, ätsch, ihr Leben ist doch nicht perfekt, sie haben genauso Orangenhaut wie wir« ausgekostet. Bei TV-Stars wie Daniela Katzenberger (die ist aber auch wirklich omnipräsent ...) wird schon wieder minutiös dokumentiert, ob sie gerade wieder zugenommen oder doch ein paar Kilos verloren hat.

Das komplett Absurde: Cellulite-Fotos in Großaufnahme und mit großen »Skandal! Stars lassen sich gehen!«-Überschriften und im selben Magazin Geschichten mit dem Titel »Skandal! Stars lassen sich bis zur Unkenntlichkeit schönheitsoperieren!«. Dass da vielleicht ein Zusammenhang besteht, dass Stars vielleicht nicht ganz so scharf darauf sind, ihren eigenen Hintern in Großaufnahme mit Dellen und Furchen in der Zeitschrift zu sehen und den Fotografen daher die Möglichkeit zu solchen Makelfotos nicht mehr geben wollen, dieser Gedanke dürfte in den betreffenden Redaktionen noch nicht wirklich angekommen sein.

Ich habe spontan eine Idee: Ich hole einen Stift aus meiner Schreibtischschublade und kreise damit in einem der internationalen Magazine wie »Vogue« oder »InStyle« alle Bilder ein, die eindeutig im Nachhinein bearbeitet wurden, also auch von mir als blutiger Laiin in Sachen Grafik und Bildbearbeitung als bearbeitet erkennbar sind.

Ich komme auf sage und schreibe 126 Bilder! Der überwiegende Großteil sind Anzeigen für Modelabels, Parfums, Handtaschen. Doch auch redaktionell wurde eindeutig bearbeitet. 126-mal schaue ich in faltenfreie Pfirsichgesichter, eines davon gehört Sarah Jessica Parker, der Hauptdarstellerin von »Sex and the City«. Wieder so ein Fall von optischer Alterslosigkeit: Sie ist 51 – und absolut faltenfrei am gesamten Körper.

Auf einer Seite finde ich immerhin ein kleines Foto von Lena Dunham, Schauspielerin und Autorin der Serie »Girls«, die als Gegenkonzept zu »Sex and the City« gilt. Der Artikel, in dem das Foto auftaucht, stellt die Frage, warum Feminismus jetzt cool ist. Antwort von der Journalistin (nicht von Lena Dunham!): Weil Kerle drauf stehen ...

Und wie in dem deutschen Magazin: Keine einzige Frau außer Lena Duham hat eine Kleidergröße jenseits der 36, keine scheint kleiner als einen Meter siebzig, keine ist älter als maximal 35 (oder – siehe Sarah Jessica Parker – auf den Bildern unter diese Altersgrenze verjüngt), keine hat sichtbare Makel wie etwa Schönheitsflecken, Falten oder Narben, geschweige denn eine auffällig breite Nase oder große Ohren.

De facto ist Identifikation nicht möglich, und trotzdem empfinden wir die Fotos meist als schön. Auch ich. Obwohl ich es schon so oft gehört hatte, dass das alles Fake sei, nehme ich diese Gesichter und Körper unbewusst doch für bare Münze. Und so geht es doch vielen: Selbst wenn wir glauben, wir seien ja ach so emanzipiert – der innere Vergleichswauwau springt meist sofort an. Auch ich, die sich gedanklich für sehr emanzipiert hält und die von oberflächlicher Schönheit angeblich nichts hält, lag nicht nur einmal mit so einem Magazin in der Badewanne und dachte mir: Scheiße, ich bin zu fett, ich hab zu viele Falten, ich werde nie im Leben so schön sein.

Es ist doch absurd: Dieselben Medien, die uns Frauen gut zureden, uns selbst so zu lieben, wie wir sind, geben uns gleichzeitig endlos Tipps, wie wir uns ändern können. In ein und demselben Druckwerk stehen nicht selten Artikel über die Stärke, die wir Frauen gewinnen, wenn wir authentisch sind – und Diättipps, Sporttipps, Ratschläge zur Bikinifigur und so weiter. Das Ganze dann noch hübsch garniert mit Werbung, die uns suggeriert, dass es porenfreie Haut und Knie ohne Falten gibt.

Der richtig böse Widerhaken an der Sache ist aber: Wir können das alles noch so oft intellektuell überzuckert haben – haben sich diese scheinbar makellosen Bilder erst einmal in unserem Unterbewusstsein festgesetzt, können wir noch so sehr mit dem Kopf gegenarbeiten, es wird sich definitiv nicht von jetzt auf gleich etwas ändern. Das kapiere ich langsam. Warum? Weil ich mich eigentlich für nicht gar so doof halte, und trotzdem 35 Jahre und einen Schnorchelausflug gebraucht habe, damit es in mir klick gemacht hat und ich angefangen habe, einen kritischen Blick auf all diese Magazine zu werfen. Das hatte nichts mit der Lektüre schlauer Bücher zu tun, da musste sich einfach in mir drin ein Schalter umlegen.

Wenn man sich die Sache mit den Frauenmagazinen mal genauer ansieht, ist es eigentlich völlig absurd: Fast jede Frau, die ich kenne, liebt diese Zeitschriften, da sie sich hin und wieder die bunten Bilder anschauen und sich dabei entspannen möchte. Wir glauben, wir tun uns etwas Gutes, eben Entspannendes, glauben, die Zeitschrift würde uns dabei helfen, das Hirn abzuschalten oder wenigstens runterzufahren. Doch in Wahrheit lösen die bunten Bilder das genaue Gegenteil aus – sie stressen aufgrund der Makellosigkeit (oder aufgrund des überdeutlichen Hinweises auf unsere Makel) gleich noch mal um einiges mehr.

In mir macht sich ein Bauchgefühl breit: Will ich mein tolles Gefühl vom Urlaub möglichst nicht verlieren, sollte ich den Konsum dieser Zeitschriften massiv eingrenzen.

Warum manche jubeln, wenn sich Frauen scheiße finden

Dass Frauenmagazine ganz gewaltig schlimme Sachen mit unserem eigenen Schönheitsbild aufführen, wusste die amerikanische Schriftstellerin und politische Aktivistin Naomi Wolf schon lange. 1990 beschrieb sie in ihrem Buch »The Beauty Myth«, wie der moderne Schönheitskult um Frauen überhaupt erst zustande kam. Das hatte nämlich mehr mit wirtschaftlichen Gründen zu tun, als man glauben will: Frauen sollten kaufen. Zum Beispiel Frauenmagazine.

Vor der industriellen Revolution konnten sich Frauen schlicht kaum vergleichen. Frauen außerhalb der eigenen Familie sah man auf dem Marktplatz und in der Kirche, je nach sozialem Status. Vor allem: Die meisten Frauen hatten kaum eigenes Geld. Als Frauen begannen, sich zu wehren und um gleiche Rechte zu kämpfen, entstanden interessanterweise zeitgleich Frauenmagazine wie »Harper's Bazaar«. Warum? Erstens lohnte es sich inzwischen wirtschaftlich, Massendruckwerke zu erstellen, zweitens waren der Kapitalismus und damit der Mut zu hohen Investitionen entstanden, und drittens wurde die neue Kaufkraft von Frauen der Mittelschicht wahrgenommen. Zu diesem Triumvirat aus Geld, Geld und noch mal Geld kam rund um 1900 dann ein weiterer Faktor hinzu: Geld. Werbetreibende wurden auf die Magazine aufmerksam und kauften sich per Anzeige ein.

Interessant ist die Entwicklung der Magazine im Laufe der Zeit. Waren die Inhalte zu Beginn stark an die bürgerliche Hausfrau gerichtet, brachte der Erste Weltkrieg mit sich, dass Frauen ihre an der Front kämpfenden Männer im Arbeitsbereich ersetzen mussten – und dies spiegelte sich auch in den Magazinen wider. Kaum waren die Kerle jedoch wieder zurück, war die Hausfrau wieder die Hauptzielgruppe der Magazine.

Das Spiel wiederholte sich in den Vierzigerjahren: Als Frauen als Arbeitskräfte gebraucht wurden, da die Männer Dienst an der Kriegsfront leisten mussten, kooperierten die Magazine mit Wirtschaftstreibenden und verkauften den Frauen Lohnarbeit als das große Ideal. Dennoch wurde das feminine Ideal hochgehalten. Eine Kosmetikfirma schrieb beispielsweise in einer Werbung, dass auch ihr klar sei, dass man den Krieg nicht durch roten Lippenstift gewinnen könne, aber: Selbiger »zeigt einen der Gründe, warum wir kämpfen: das kostbare Recht der Frauen, feminin und lieblich zu sein«.

Übersetzt heißt das wohl: »Liebe Frauen, wir brauchen euch, damit ihr Gewehre zusammenschraubt und Autos repariert, aber trotzdem soll euch bitte euer Aussehen wichtiger sein als alles andere, damit wir euch weiterhin viel verkaufen können.« Naomi Wolf schreibt dazu: »Angesichts eines großen sozialen Aufschwungs, der Frauen Verantwortung, Autonomie, staatliche Kinderbetreuung und gutes Geld gab, mussten die Werber sichergehen, dass es weiterhin einen Markt für ihre Produkte gab.«

Frauenmagazine wurden sich anscheinend ihrer Macht über das Selbstbild ihrer Leserinnen schnell bewusst. Das konnte man wunderbar materialisieren, indem man schlicht und einfach das, was die Wirtschaft, die Werbetreibenden oder die Regierung gerade wollte, als glamourös und erstrebenswert anpries (und anpreist. Immer noch. Wenn man sich's genau überlegt: Mehr denn je).

Aber schauen wir wieder zurück in der Zeit: In den Fünfzigerjahren war es wieder ganz schnell vorbei mit der Behauptung, dass Lohnarbeit von Frauen sexy sei. Da war für die Magazinmacher wieder klar: Hausfrau und Mutter sein, das ist das Höchste der Gefühle. Für die Werbetreibenden war diese Entwicklung fantastisch: Plötzlich konnte man Unmengen an Haushaltswaren bewerben, vom Mixer über das Fondueset bis hin zu neuen Putzmitteln. In den Sechzigerjahren stieß die Feministin und Publizistin Betty Friedan auf eine Marktstudie, die besagte:

* Karrierefrauen sind keine idealen Kundinnen, weil sie zu kritisch sind
* Hausfrauen können durch Verunsicherung zu Kundinnen gemacht werden

Wie das geht? Ganz einfach: Man redet ihnen Schuldgefühle ein. Man erklärt ihnen, eine schmutzige Küche steht für eine schlechte, schwache Frau. Außerdem vermittelt man ihnen, dass Backen, Kochen, Putzen eine therapeutische Wirkung hätten (natürlich nur mit den Küchenmaschinen einer bestimmten Marke).

Glücklicherweise ist uns Frauen dank der Frauenbewegung seit den Sechzigerjahren »Glück durch Hausarbeit« nicht mehr so leicht einzureden. Aber die Marketingprofis von heute sind ja auch keine Trottel: Es musste eine neue Produktgruppe her, mit der man Frauen ein schwaches Selbstwertgefühl einreden kann, um ihnen dann Produkte anzubieten, die selbiges wie von Zauberhand sofort wieder anheben.

Die Lösung? Mode! Kosmetik! Körper! Figur! Haare!

Superidee! Man kann Frauen auf dieser Ebene sogar noch viel besser ein schlechtes Gewissen einreden und sie verunsichern. Denn während »sauber« maximal noch durch »blitzsauber« getoppt werden kann, kann man das Rad des Konsumismus im Beautybereich wunderbar immer weiterdrehen: Mal sind weibliche Körper mit großen Brüsten im Trend, dann der Heroin Chic, bei dem so gut wie gar kein Fleisch auf den Rippen der Frauen sein darf, dann muss man topfit sein und auch als Frau einen Sixpack haben. Mal braucht man dringend hauchdünn gezupfte Augenbrauen, um zwei Jahre später Frida-Kahlo-artige Monobrauen zum heißen Scheiß zu erklären. Hauptsache, der Großteil der Frauen hat es nicht von Natur aus und muss mit kosmetischen Produkten nachhelfen.

Wenn man an einem Sonntag in einer fremden Stadt Sightseeing betreibt, kein Supermarkt offen ist und man fast Verdurstet, dann zahlt man gern mal unverschämte vier Euro für einen halben Liter Wasser, anstatt weiter zu dürsten. Genau dieses Prinzip wird von Werbetreibenden auf weibliche Körper angewendet: Man hungert sie aus, damit sie nachher dankbar zu »rettenden« Produkten greifen. Man verunsichert sie, damit sie sich Sicherheit in Form von Make-up oder Mode kaufen. Im schlimmsten Fall redet man ihnen ein, dass sie nicht altern dürfen, da sie sonst nicht mehr attraktiv sind – und schickt sie damit direkt unters Messer.

So gesehen ist es ganz schön beschissen: Es hat einen wirtschaftlich verdammt hohen Wert, dass Frauen sich selbst scheiße finden!

Fuck Beauty!

Diese ganze Reflexion rund um meinen Körper nervt mich bereits nach kurzer Zeit. Will ich da eigentlich so genau hinschauen? Warum ist es mir wichtig, hübsch zu sein, mich hübsch zu fühlen? Ist es mir überhaupt noch wichtig? Geht es nicht darum, dass es egal sein sollte, was schön ist? In dieser Beschäftigung mit mir selbst komme ich mir plötzlich wahnsinnig eitel und – nomen est omen – selbstbezogen vor. Doch leider komme ich nicht drum herum, wenn ich dem ganzen Wahnsinn rund um Schönheit auf den Grund gehen will.

Es ist eben einfach so: Unsere Körper, unser Aussehen sind Kommunikation. Über 90 Prozent sämtlicher Kommunikation findet nonverbal statt. Unsere Körpersprache sagt oft mehr über uns aus, als wir wollen. Wer mich beispielsweise gut kennt, kommt mir auf jede kleine Notlüge. Warum? Weil ich dann immer ganz kurz nach rechts oben schaue – so wie weltweit sehr viele Menschen.

Wir kommunizieren aber auch über die Art, wie wir uns anziehen. In diesem Fall meist sehr bewusst. Viele Menschen – okay, gut, meinetwegen, vor allem Frauen – entscheiden sich jeden Tag nach Stimmung, ob sie heute in sexy und verrucht, in Girl-next-Door, in klassisch Business oder sonst wie aus dem Haus gehen. Sie kleiden sich, wie es die Aufgaben und Programmpunkte des Tages von ihnen verlangen. Aber ich wette: Kaum eine Frau geht mit der Entscheidung »Heute bin ich mal so richtig hässlich, au ja, heute mach ich einen auf Besen!« vor die Tür.

Seit ich begonnen habe, mich mit dem Thema bewusster auseinanderzusetzen, prasseln täglich neue Zahlen auf mich ein. Überall findet man Artikel oder Studien zu diesem Thema, die einzeln für sich in mir ein kurzes »Ja, echt? Arg ...« auslösen. Ich beschließe, die wichtigsten Zahlen zu sammeln. Vielleicht wirkt es ja. Raucher, die aufhören wollen, hängen sich ja auch die grausamsten Nebenwirkungen an den Schreibtisch. Menschen, die abnehmen wollen, hängen sich Fotos von sich selbst an den Kühlschrank, auf denen sie sich selbst nicht mögen. Ich versuch es jetzt mal mit Zahlen.

Alle Ergebnisse lassen nur einen Schluss zu: Das Äußere wird immer wichtiger und wichtiger. Studien besagen, dass weltweit lediglich vier Prozent der Frauen sich wirklich schön finden. Das heißt, 96 Prozent der Frauen haben etwas an sich auszusetzen. Doch das ist noch nicht alles:

* Bereits Achtjährige sind auf Diät. Sie lernen den Druck, schlank zu sein, von ihrer Mutter und von ihren Mitschülerinnen. Und der optische Druck lastet nicht nur auf Mädchen: Mein damals vierjähriger Neffe kam eines Tages aus dem Kindergarten heim und erklärte, er wolle nie wieder Kuchen und Schokolade essen, weil er dünn bleiben müsse.[2]
* In den USA besitzen gerade mal etwa fünf Prozent der Frauen den Körpertyp, der uns in den Medien ständig gezeigt wird.
  * Sieben Millionen Frauen leiden dort unter einer Ernährungsstörung.
  * Bis zu 19 Prozent aller Collegestudentinnen haben Bulimie.

2 Von uns hat er das definitiv nicht!

* 81 Prozent aller Zehnjährigen waren schon mal auf Diät.
* Der Hauptgrund für Selbstmordversuche unter Highschool-Mädchen ist Übergewicht.
* 90 Prozent aller Schönheitsoperationen werden an Frauen durchgeführt.

* Vor 25 Jahren wogen Topmodels und Schönheitsköniginnen acht Prozent weniger als die Durchschnittsfrau. Heute sind es 23 Prozent.
* 20 Prozent der minderjährigen Mädchen in Deutschland, die Magersucht entwickeln, sind gerade mal elf Jahre alt.
* Eine bei jungen Mädchen sehr beliebte Modemarke verkauft grundsätzlich all ihre Kleidung nur in »one size fits all«, die einer 34/36 entspricht. Passt man nicht rein, ist man fett. Dabei liegt die deutsche und österreichische Durchschnittsgröße bei einer 42.
* In Österreich, einem Land mit etwa viereinhalb Millionen Frauen, waren 2015 etwa 200.000 Menschen zumindest einmal in ihrem Leben an einer Essstörung erkrankt, 97 Prozent davon weiblich. Die Dunkelziffer liegt weitaus höher, schrieben Medien damals. Und das Dramatischste daran: Die Zahl der Erkrankten hatte sich innerhalb von 20 Jahren mehr als verzehnfacht.
* In Frankreich litten 2015 akut 40.000 Menschen an Magersucht. Statistisch überlebt jede/r Zehnte diese Erkrankung nicht. Die Hälfte wird sich ihr Leben lang nicht erholen, sondern jahrelang unter Komplikationen leiden.
* In ganz Europa und Nordamerika leidet eine von 100 Frauen und einer von 1000 Männern an Anorexie. Die Zahl zu Bulimie oder anderen vergleichbaren Essstörungen ist doppelt so hoch.
* Doch nicht nur zu Dünne sterben. Auch Menschen, die sich als zu dick empfinden und entsprechendes Feedback durch Mobbing auch von der Gesellschaft bekommen, stehen unter einem erhöhten Suizidrisiko.
* Erst bei massivem Übergewicht steigt das Sterblichkeitsri-

siko bei schwereren Menschen. Inzwischen gibt es Unmengen an Studien, die beweisen, dass es sich mit leichtem Übergewicht länger und gesünder lebt.

* In den USA wurden 2013 sechzig Milliarden Dollar für Abnehmprodukte ausgegeben, und die Zahl steigt weiterhin an.
* Der BMI, der sogenannte Body Mass Index, der durchschnittlichen deutschen Frau liegt bei knapp 25. Der eines durchschnittlichen Haute-Couture-Models bei 17,5. Medizinisch gesehen gilt alles unter einem BMI von 18,5 als zu dünn. (Abgesehen davon, dass der BMI sowieso ein gewaltiger Unsinn ist, doch dazu später mehr.)
* In den USA wurden Frauen befragt, welches ihr ideales Gewicht sei. Sie antworteten mit Zahlen, die 13 bis 19 Prozent unter ihrem medizinischen Idealgewicht lagen.
* Studien haben gezeigt, dass Frauen, die sich kurz zuvor retuschierte Modelbilder angeschaut haben, sich selbst im Spiegel weitaus kritischer bewerten als vor der Ansicht dieser Modelbilder.

Geh bitte. Bei all diesen Zahlen, Daten und Fakten möchte ich eigentlich nur noch rausgehen und ein lautes »Fuck Beauty!« in die Landschaft brüllen.

Fuck Beauty.

Echt jetzt.

Barbie, ach Barbie …

Es waren die späten Achtzigerjahre, ich war in der Grundschule und alles, was ich mir zu Weihnachten wünschte, war eine Barbie. Seit dem Spätsommer lag ich deshalb meiner Mutter in den Ohren, bettelte und bat, bis sie – eigentlich dagegen, dass ich mit diesen Puppen spiele – wohl einknickte. Ich weiß noch genau, wie ich im komplett zerlesenen Katalog des Spielzeuggeschäfts um die Ecke die Barbie in dem magentafarbenen Ballkleid mit großem langen Tüllrock sehnsüchtig anschmachtete. Und wie glücklich ich war, als da endlich zu Weihnachten eine Barbie unterm Christbaum lag. Zwar eine in Latzhose statt im Ballkleid (wohl ein restfeministisches Statement der Mutter oder einfach die billigere Puppe), aber immerhin: Die Hose war pink. Und auch sonst sah sie aus, wie Barbies eben aussehen: endlos lange Beine, ein riesiger Spalt zwischen den Oberschenkeln, eine Mini-Taille, wie ich sie noch nie an einer echten Frau gesehen hatte, und lustig nach vorne stehende Brüste. Und ihre Haare! Lang, voll, blond! Toll!

Man kann es nicht oft genug betonen: Wäre Barbie lebendig, sie wäre in ihrer Gesundheit massiv eingeschränkt – diverse Wissenschaftler haben sich bereits damit beschäftigt: Sie wäre gemessen an ihren Proportionen im echten Leben wohl bis zu 2,26 Meter groß. Würde sie in Größe 1,70 gebaut werden, hätte sie 54 Kilo – klares Untergewicht. Sie würde aufgrund ihres niedrigen Gewichts zu wenig weibliche Geschlechtshormone produzieren (dafür braucht es nämlich Fettgewebe), und Gefahr laufen, unfruchtbar zu sein sowie im Alter Osteoporose (Knochenschwund) zu entwickeln. Außerdem wäre eine echte Barbie ein gefundenes Fressen für Internisten und Orthopäden: Fehlstellungen in den Kniegelenken und der Hüfte würden langfristig zu Arthrose führen, und das ewige Hohlkreuz sowie Barbies Hang zu High Heels hätten mit hoher Wahrscheinlichkeit die Diagnosen Bandscheibenvorfall und Hallux valgus (Spreiz-Zeh) zur Folge. Und der Oberknaller: Ihre Taille ist so schmal, dass ihre Organe kaum Platz hätten. Insbesondere die Lunge wäre betroffen – wäre Barbie echt, bekäme sie wohl sehr schlecht Luft.

Tja, die Biologie hat sich schon was dabei überlegt, dass wir aussehen, wie wir aussehen! Barbie stand immer für ein Schlankheitsideal, das für den Großteil aller Frauen unrealistisch war. Schon im Jahr 1965 kam übrigens die »Slumber Party Barbie« auf den Markt, mit einer Waage, die immer 50 Kilo anzeigte, und einem Buch mit dem Titel »Wie man Gewicht verliert« als Accessoire. Auf den Seiten des Buches stand einfach nur »Nicht essen!«.

Mattel, der Hersteller von Barbie, reagierte 2016 auf die jahrzehntelang anhaltende Kritik und brachte unter großem Tamtam Barbies mit neuen Hautfarben und Körperformen heraus: groß, kurvig und klein. Viel realistischer sehen die jedoch auch nicht aus – und die Kritik an der Curvy-Barbie war groß. Viele waren besorgt, dass die dickere Barbie Kindern zeige, dass Dicksein normal sei – und dass dies in Zeiten, in denen besonders in den USA mehr als jeder Dritte übergewichtig ist, ein gesundheitlich gefährliches Signal sei.

Dazu nur so viel: Anorexie, also Magersucht, ist die gefährlichste aller Essstörungen. Jede zehnte Frau, die an Magersucht erkrankt, stirbt auch daran. Das sind höhere Zahlen als bei Adipositas (und ich will hier krankhafte Fettsucht auf keinen Fall schönreden, es ist genauso eine Essstörung, die psychologisch und medizinisch behandelt werden muss – wie Magersucht). Mattel hatte früher immer wieder betont, dass es ja wohl klar sei, dass Barbie eine Puppe und nicht nach menschlichen Maßen modelliert sei, sondern nach der Einfachheit beim An- und Ausziehen – aber als sie Umsatzeinbußen erlitten hatten, führten sie schließlich diese neuen Körperformen ein. Da hieß es dann doch, dass sie für mehr Identifikation mit ihrer Puppe sorgen wollen. Aber immerhin: Selbst wenn es – oh Überraschung – aus rein gewinnorientierten Zielen heraus passiert ist, ist es eine gute Entwicklung.

Apropos Mattel: Der Spielzeughersteller verzeichnete auch im Jahr 2016 Millionenverluste. Woraufhin ich in einer Zeitschrift über die Überschrift »Niemand will mit der Curvy Barbie spielen« stolperte. Was für ein Kausalbullshit – schließlich produziert Mattel neben Barbie auch noch viele weitere bekannte Plastikspielzeugserien.

Aber klar, logisch. Dick kauft niemand, dick ist uncool. Völlig klar, dass das in den Köpfen der Leute drin ist. Sich da mal genauer zu informieren ist wohl nicht drin.

Sex! Sex! Sex!

Er ist ganz schön anstrengend, dieser bewusste Medienkonsum zum Thema Frauenbilder. Mehrmals pro Tag rege ich mich auf über diese unechten Frauen, die uns schon so selbstverständlich vorkommen, dass wir sie für echt halten. Und so ganz nebenbei kommt mir auch bei dem ganzen Sexismus, der mir aus der Werbung entgegenschlägt, das Kotzen. Es ist unglaublich, wofür sehr leicht bekleidete Frauen werben »dürfen«. Die Beispiele sind endlos:

Frau im sehr knappen Bikini hält sich zwei Flaschen vor die Brüste – es ist Werbung für Bier.

Frau, keine dreißig, sehr dünn, läuft am Seeufer entlang, eine Kinderstimme sagt »Ist ja gut, Papa, wir finden Mama auch ganz toll!« – es ist Werbung für Limonade.

Frau mit Brautschleier hat die Augen geschlossen und lässt sich bunte Bonbons in den Mund regnen – es erinnert sehr an gewisse Pornoszenen und ist Werbung für Schokoladenbonbons.

Frau schüttet sich mit laszivem Blick in die Kamera Milch über Brüste und Körper – es ist Werbung für Milch.

Frau und Mann sitzen im Auto. Frau beugt sich in Richtung Mann und verpasst nicht ihm, sondern dem Schaltknüppel in der Mitte einen Blowjob – es ist Werbung für Brillen.

Nackte Frau hat Parfumflasche zwischen den Beinen, sie ist vom Nabel bis zu den Oberschenkeln zu sehen – es ist Werbung für ein Männerparfum.

Frau zieht sich Schritt für Schritt aus, bis sie nackt ist – es ist Werbung für gezuckerten Fruchtjoghurt.

Frau trägt sich wahlweise Mascara auf die Wimpern auf oder shampooniert sich die Haare ein. Jedenfalls stöhnt sie dabei, als ob sie kurz vorm Orgasmus wäre – so toll muss das jeweilige Produkt sein.

Frau beißt genussvoll mit geschlossenen Augen in ein riesiges rohes Stück Fleisch, darüber steht »Frischfleisch gesucht« – es ist eine Stellenanzeige für die Mitarbeit in einem Supermarkt.

Frau im Bikini sitzt auf einem Cabrio, das Ganze garniert mit einem sexistischen Spruch – es ist Werbung für Mietautos.

Frau mit tiefem Ausschnitt sieht mit laszivem Blick in die Kamera, über ihren Brüsten prangt der Schriftzug »Heiße Fracht« – es ist Werbung für die Österreichischen Bundesbahnen.

Zwei Frauen im Bikini lecken einem Mann den nackten Oberkörper ab – es ist Werbung für Heizungspumpen.

Frau in knappem Höschen und Tanktop lächelt in die Kamera, darüber steht »Mit der Figur brauch ich kein Abitur« – es ist Werbung für ein Fitnesscenter.

Man sieht das Unterhöschen einer sehr schlanken Frau, auf dem »24h open« steht – es ist Werbung für eine Hotelkette.

Frau im Dirndl hebt mit ihren Händen ihre Brüste an, ihren

Kopf sieht man nicht – es ist Werbung für ein Holzbauunternehmen.

Kopfloser, bekleideter Mann hält einer auf dem Rücken liegenden Frau die Beine an den Knöcheln auseinander, als würde er sie im nächsten Moment penetrieren wollen – es ist Werbung für Männermode.

Sex sells. Und zwar vor allem weiblicher Sex. Alter Schwede, ich möchte doch nur einen Fruchtjoghurt essen oder ein Bier trinken, ohne dass ich dabei gleich an Sex denken muss! Auf den ersten Blick ist es total widersinnig: Wenn achtzig Prozent der Alltagskonsumhandlungen von Frauen getätigt werden, wieso fallen mir als sexualisierte Werbungen mit Männern eigentlich nur der Cola-Light-Mann und der Davidoff-Cool-Water-Mann ein? Warum ist auch so unendlich viel von der Werbung, die sich an Frauen richtet (siehe Fruchtjoghurt), voll von zum Sexualobjekt degradierten Frauen? Meine Vermutung: Konkurrenzverhalten.

Es ist wie bei den Frauenzeitschriften – das exakt gleiche Konzept: Frauen sehen sexy Frauen, denken, sie müssen auch so aussehen, damit sie einen Kerl verführen oder ihren Mann halten können, und glauben unbewusst, sie müssen dafür das entsprechende Produkt kaufen (wobei ich mir nur schwer vorstellen kann, dass Bier und Schokolade wirklich zu einem schlanken Körper beitragen).

Solche Werbungen sagen viel über die Gesellschaft aus, in der wir leben. Und gleichzeitig lösen sie in derselben Gesellschaft neuen Druck aus. Erstens glauben wir irgendwann unbewusst, dass nur knappe Bikinis auf retuschierter Haut strandwürdig sind, zweitens nehmen wir damit ein Frauenbild in Kauf, das unemanzipierter nicht sein könnte.

Ich glaube, in einer Welt, in der Frauenkörperteile nicht mehr für den Verkauf von Produkten aller Art herhalten müssen, gäbe es viel mehr um einiges entspanntere Frauen.

Was ist eigentlich schön? Ein Besuch bei Rubens und Co.

Eigentlich hatte ich keine Lust. Erstens war der Abend zuvor mal wieder recht lang gewesen, zweitens war es binnen weniger Tage so eiskalt geworden, dass ich mich unter meiner Kuscheldecke vom Sofa das ganze Wochenende nicht wegbewegen wollte. (Übrigens immer noch vorzugsweise ohne Stromstöße.) Aber ich hatte nun mal zugesagt, als Vea unserer fünfköpfigen Mädelsgruppe geschrieben hatte: »Ihr Lieben, wollt ihr am Samstagabend mit mir ins Kunsthistorische Museum zu einem Konzert? Ich kann euch auf die Gästeliste schreiben lassen!«

Ich überwinde mich also, schließlich freue ich mich darauf, meine Freundin Vea mal wieder zu sehen. Sie ist bereits da, als ich komme, gemeinsam lauschen wir einem Cellokonzert mitten in den Ausstellungsräumen. Während des Konzerts öffnet ein Museumswärter die Tür zur Sammlung alter Meister. Eigentlich will er nur durchlüften, doch mich ziehen die hell erleuchteten Räume magisch an. Ich ziehe los und lasse die Bilder auf mich wirken. Und das Tolle: Ich bin fast ganz alleine.

Ich fühle mich ganz klein in den prachtvollen historischen Räumlichkeiten mit all der Kunst des Barock und der Renaissance. Ich sehe Bilder von Dürer, von Bruegel, von Rubens. Was mir auffällt: Nicht nur die berühmten Rubens-Schönheiten, sondern alle dargestellten Frauen auf den Meisterwerken haben ordentlich feste Schenkel – von Thigh Gaps weit und breit nichts zu sehen – und Bauchansätze!

Was Thigh Gaps sind? Es gibt Frauen, bei denen berühren sich die Oberschenkel beim Stehen oder Gehen. Das können je nach Körperbau auch recht schlanke Frauen sein. Und es gibt Frauen, die haben zwischen ihren Oberschenkeln bis zum Schritt hinauf einen Spalt, wenn sich die Knie berühren. Dieser Spalt wurde vor einigen Jahren zum ultimativen Schönheitsideal erhoben.

Ganz bewusst schreite ich noch mal alle Räume ab, sehe mir die Frauen genau an. Ein Bild von Rubens haut mich fast um, es trägt den Titel »Der Einsiedler und die schlafende Angelica«. Man sieht eine auf dem Rücken liegende nackte junge Frau. Sie ist sehr gut gepolstert, die Hände hinter dem Kopf, das Kinn in Falten gelegt. Die Brüste sind klein und erscheinen fest, während Bauch, Hüften und Oberschenkel weich und ausladend wirken. Ihr Gesicht ist kein klassisch schönes, sondern eher das, was man in Wien als »Palatschinkengesicht« bezeichnen würde: kurze, breite Nase, umrandet von eher grobschlächtigen Zügen. Neben ihr kniet ein alter Mann, zahnlos, faltig, und himmelt sie an.

Das Bild wurde etwa 1625 gemalt. Im Beschreibungstext lese ich: »In einem Stück aus Ariosts Versepos ›Orlando furioso‹ (1516) wird erzählt, wie Angelica von einem verliebten Eremiten verfolgt wird. Der zauberkundige Einsiedler verhext ihr Pferd und lässt sie über das Meer auf eine einsame Insel tragen. Da sie ihn nicht erhören will, betäubt er sie mit einem Zaubertrank: Kniend bestaunt er ihre Schönheit.« Arge Geschichte. Heutzutage würde man so etwas Entführung nennen. Ich muss an Falcos Song »Jeanny« denken: »Sie kommen, sie kommen dich zu holen, sie werden dich nicht finden, du bist bei mir!«

Verloren in diese Gedanken bleibe ich lange vor dem Bild stehen. Ich schaue mir die Frau genau an. Nein, gemessen an unseren heutigen Schönheitsidealen ist sie schlicht und einfach nicht schön. Nicht einmal im Liegen ist ihr Bauch flach, selbst ihre Unterschenkel sind rund, ihr Gesicht ... wie schon gesagt, na ja. Und trotzdem liegt ihr da im wahrsten Sinne des Wortes ein Mann zu Füßen.

Auf dem Heimweg sinniere ich noch ein bisschen: Schon klar, das waren Bilder von Rubens. Peter Paul Rubens war und ist bekannt für seine Darstellungen von rundlichen Frauen. Doch auch auf allen Bildern der anderen Künstler ist keine einzige der Frauen mager. Okay, das hat auch historische Gründe: In Zeiten, in denen Hunger weit verbreitet war, galt es wohl als verdammt anziehend, wenn man einige Kilos mehr auf die Waage bringen konnte – das hieß nämlich, man war reich und musste nicht auf dem Feld arbeiten. Logisch, dass da dick und blass als schön und reich, dünn und braun gebrannt als arm und hässlich galt.

Trotzdem schlafe ich glücklich ein: Jahrhundertelang galten meine Oberschenkel als das Schönheitsideal schlechthin, herrlich!

Am nächsten Tag greife ich nach dem Aufwachen nach dem Buch, das ich gerade lese. Denn vor einer Frage stehe ich natürlich immer noch: Was bitte ist eigentlich Schönheit? Was nennen wir schön? Und wieso? Jetzt mal abgesehen vom schönen Sonnenuntergang, dem schönen Regenbogen oder der schönen Aussicht aus dem Hotelzimmer mit Meeresblick: Was finden wir Menschen aneinander schön? Und warum machen wir uns deshalb so fertig?

Nachdem ich mich nun schon seit Wochen mit dem Thema beschäftige, habe ich mir das Buch »Schön!« von Rebekka Reinhard gekauft – die deutsche Philosophin liefert darin eine philosophische Gebrauchsanweisung zu »schön sein, schön scheinen und schön leben«. Dabei weist sie zuallererst darauf hin, dass Schönheit objektiv nicht definierbar ist.

Ich habe bereits mehrere Tage in dem Buch gelesen und bin mittendrin, als ich es am Sonntagmorgen aufschlage. Nur wenige Seiten weiter widmet sich Rebekka Reinhard den Werken von Rubens. Sie beschreibt »Die drei Grazien« – ein Bild dreier rundlicher Frauen: »Ihre Erotik ist natürlich, direkt und ungezwungen, ohne jede Berechnung – im Unterschied zu der Heidi Klums. Neben ihrer Üppigkeit wirkt die sonst so imposant erscheinende Heidi wie ein verhungertes Waisenkind.«

Was dann folgt, trägt mich durch den gesamten Sonntag: »Trotz ihrer Rundungen sind ihre Bewegungen balletteusenhaft leicht. Rubens macht klar: Beleibtheit hat nichts mit Behäbigkeit zu tun. Für ihn ist Korpulenz ein Ausdruck von Lebensfülle, nicht von schlechter Lebensführung. Ein Gedanke, den sich die moderne Frau, die Schlanksein und Schlankbleiben als Teil der Leistungsideologie verinnerlicht hat, hinter die Ohren schreiben kann. [...] Wenn eine Frau beim Anblick ihres Körpers an Rubens' Grazien denkt, wird sie sich mit hoher Wahrscheinlichkeit nicht an Modelmaßen orientieren. Wenn sie sich ihre Kenntnisse über Schönheit in Museen statt bei der Lektüre von Klatschzeitungen erworben hat, wird sie mit den Weight Watchers wenig anfangen können. Sie wird bloß stolz sein, dass eine Figur wie die ihre fester Bestandteil der Kunstgeschichte ist.«

Yeah. Mein Körper ist fester Bestandteil der Kunstgeschichte. Damit kann ich leben.

Fernsehen ist zum Kotzen

Lustiges Gedankenspiel: Ich lebe im Urwald, bin Teil eines winzigen Volksstammes, der komplett autark und im Einklang mit der Natur lebt. Es gibt in meiner Welt kein Internet, keine Medien, keine Werbung, wir sehen uns alle ähnlich (wir sind ein sehr kleines Volk, wenn ihr wisst, was ich meine), haben dunkle Haare und dunkle Augen und sind meistens nackt oder fast nackt. Ich hege den Verdacht, dass ich keine Ahnung hätte, ob ich Balayage- oder Ombre-Haarfärbungen hübscher finden oder ob mir grüne oder blaue Augen besser gefallen sollen. Ich bin mir zwar ziemlich sicher, dass gefärbte Haare oder helle Augen auf mich höchst exotisch wirken würden, aber ob ich mich zu ihnen hingezogen fühlen würde, weil sie »schön« sind? Ich glaube nicht. Ich Schisshase würde mich wohl eher aus lauter Angst verstecken, weil das alles so ungewohnt und fremd aussähe für mich.

Eine Studie aus dem Jahr 1995 lieferte den endgültigen Beweis: Schönheitsideale sind massiv gesellschaftlich und medial geprägt. Im südpazifischen Inselstaat Fidschi hielt das Fernsehen erst sehr spät Einzug. Forscherinnen nutzten das aus und befragten weibliche Teenager zu ihren Einstellungen zu Essen und Körperbildern. Und zwar zwei Mal: 1995, als das Fernsehen gerade erst auf die Inseln gelangt war, und drei Jahre später. Es war ein ideales Forschungsfeld: Auf den Fidschi-Inseln galten rundere Frauen als ästhetisch und schön, Diäten oder Essstörungen waren weitgehend unbekannt (bis 1995 gab es nur einen einzigen bekannten Fall von Magersucht). Und dann kam das Fernsehen – wo konnte man also besser den Einfluss des medialen Körperbildes auf Frauen untersuchen?

Das Ergebnis ist aus heutiger Sicht so wenig überraschend wie erschreckend: Nach nur drei Jahren, in denen die Teenager US-Serien mit ihren schlanken Schauspielerinnen im Fernsehen gesehen hatten, gaben elf Prozent aller befragten Mädchen zu, zur Gewichtskontrolle bereits mal gekotzt zu haben, 69 Prozent erklärten, bereits mindestens einmal eine Diät gemacht zu haben, und ganze drei Viertel der Befragten erklärten, sie fühlten sich manchmal zu dick oder zu fett.

Die Studie war die erste, die einen so direkten Zusammenhang zwischen Schönheitsidealen und medialem Einfluss herstellen konnte. (Und nachdem es wohl kaum einen Ort der Welt mehr gibt, an dem es kein TV oder Internet gibt, wird sie wohl auch die einzige bleiben.)

In der letzten Zeit konzentrieren sich unzählige Studien vor allem auf den Einfluss, den die sozialen Medien auf Kinder und Jugendliche haben. Das Fazit ist immer das gleiche: Ja, der Einfluss ist da, ja, er ist nicht zwingend gesund, und ja, der Social-Media-Konsum von Jugendlichen gehört stärker kontrolliert. Ich warte nur auf Antworten, wie das gehen soll, wenn es bei Primark sogar bläulich schimmendes Puder für »Instagirls« gibt, mit dem man für nur zwei Euro sofort »Insta-ready« ist, weil das Puder für einen strahlenden Glanz beim Selfie sorgt ...

Evolutionsbiologische Tatsachen

Verdammt. Es hätte so einfach sein können. Ich finde heraus: Hui, um eine bestimmte Optik geht's gar nicht, Schönheit ist subjektiv, Schönheitsideale variieren, hach, ich hab mich selbst komplett sinnlos unter Druck gesetzt, jetzt mach ich das einfach nicht mehr, Happy End.

Doch da habe ich nicht mit der Biologie gerechnet: Es gibt nämlich sehr wohl einige Punkte, die Frauen attraktiver machen. Und zwar nicht die eine Frau schon und die andere Frau nicht: Biologisch gesehen ist jede Frau mal attraktiver und mal weniger attraktiv. Womit das zusammenhängt? Unter anderem mit ihrem Zyklus. Und überhaupt mit dem ganzen Fruchtbarkeitsdings. Am attraktivsten ist man nämlich während des Eisprungs – also wenn man fruchtbar ist und schwanger werden kann.

Die Uni Basel hat dazu eine spannende Studie durchgeführt: Wir bewerten unser Gegenüber (vor allem wenn's für uns ein sexuell potenziell passendes Gegenüber ist) binnen Sekunden nach dem Aussehen. Wir müssen uns schnell entscheiden, ob wir das Gegenüber spannend finden oder nicht, weil wir nicht mit jedem oder jeder sofort tiefschürfende Gespräche führen können. Logisch. Also: Optik. Und warum wollen wir uns gegenseitig attraktiv finden? Weil wir – und da kommt jetzt die Evolution ins Spiel – unsere Gene weitergeben wollen (»Aber ich nehm doch die Pille!« gilt nicht. Hier geht's um die Evolution und unsere Instinkte, unsere bewussten Entscheidungen sind hier mal nicht gefragt). Und damit wir unsere Gene möglichst erfolgreich kombinieren können, brauchen wir ein für uns attraktives Gegenüber.

Laut Biologie gibt's leider für Frauen ganz eindeutige sogenannte Attraktivitätsmarker (manche nennen sie auch Östrogenmarker), die international überall gleich sind – und die ausnahmslos alle mit Fruchtbarkeit und größtenteils mit einem hohen Östrogenspiegel zu tun haben:

* Das richtige Verhältnis zwischen Hüfte und Taille – die berühmte Sanduhrfigur – gilt als der biologische Inbegriff von Attraktivität. Das Verhältnis passt übrigens auch bei den Frauen, die Rubens malte. Es ist also egal, wie viel man insgesamt wiegt, Hauptsache, der Taillenumfang misst 70 Prozent vom Hüftumfang.
* Große Augen. Kindchenschema und so. Das Kindchenschema ist überhaupt hoch im Kurs, optimaler- wie absurderweise kombiniert mit einigen sexuell aufgeladenen optischen Reizen. Dazu gehört eben auch, sich die Augen größer zu schminken oder die Wangen zu betonen und die Lippen zu einem Schmollmund einzufärben. Die Uni Basel hat übrigens auch herausgefunden, dass Fotos von Frauen insgesamt als attraktiver bewertet wurden, wenn ihnen ein Kindchenschema aufgeschminkt wurde.
* Eine dicke Unterlippe lässt auf die im Körper herumwabernden Hormone schließen, genauso wie andere Fetteinlagerungen am weiblichen Körper, die von Männern als attraktiv empfunden werden. Ja, genau: Brüste. Buuuuuusen.
* Ein breites Lächeln – gut, das ist wirklich logisch. Freundlichkeit heißt, dass mir da kein Feind gegenübersitzt, vor dem ich auf der Hut sein muss. Das war mit verdammt hoher Wahrscheinlichkeit auch schon vor Jahrtausenden so.
* Ausgeprägte, hervortretende, hohe Wangenknochen. Wie

jetzt, meine immer verhassten Hamsterbäckchen sind attraktiv? Echt jetzt? Cool.
* Und evolutionär gesehen wohl am wichtigsten: Symmetrie. Ein symmetrisches Gesicht lässt darauf schließen, dass man schlicht und einfach gesund ist, resistent gegen Krankheiten ist, und sich die Vorfahren so schlau fortgepflanzt haben, dass es bisher zu keinen schädlichen Mutationen gekommen ist.

So weit, so gut. Ja, man kann die Unterschiede in Attraktivität und Schönheit nicht komplett negieren, man kann nicht sagen, dass alle Menschen gleich attraktiv sind. Da funkt uns die Biologie einfach zu sehr dazwischen. Und das Gemeine: Frauen mit stark ausgeprägten Östrogenmarkern werden auch im Alltag bevorzugt, wie diverse Statistiken und Studien zeigen:

* StudentInnen, die attraktiv sind, bekommen die besseren Noten und erreichen höhere akademische Grade.
* Bei Stellenbewerbungen wird immer wieder die Schönheit der Fachkompetenz vorgezogen.
* In der Schule werden attraktive Kinder weniger hart bestraft.
* Vor Gericht erhalten attraktive Schuldige geringere Strafen – außer, sie sind Heiratsschwindler. Dann gibt's wahrscheinlich ein Jahr extra wegen hoher Attraktivität ...
* Schon Neugeborene bevorzugen attraktive, symmetrische Gesichter und widmen ihnen mehr Aufmerksamkeit als anderen.

Attraktivität geht jedoch auch in der Evolutionsbiologie über die reine Optik hinaus – und zwar auf recht unheimliche Weise: So sollen Männer unbewusst den Zyklus der Frau »spüren«. Eine Studie in den USA ergab, dass Lapdancerinnen während ihrer fruchtbaren Tage signifikant mehr Trinkgeld bekamen als zu anderen Zeiten ihres Zyklus.

Ines, die Biologin unter meinen Bekannten, liefert zu meinen

Fruchtbarkeitsrecherchen noch ein weiteres Detail: »Stimmt, Männer empfinden Fruchtbarkeit als anziehend – aber andere Frauen fühlen sich bedroht. Ich habe mal eine Studie gemacht, bei der Frauen andere Frauen per Foto beurteilen mussten. Dieselbe Frau, jeden Tag abfotografiert. Kaum war die Frau fruchtbar, fanden die Betrachterinnen sie attraktiver als an anderen Tagen des Zyklus.«

»Ohne, dass sie darauf hingewiesen wurden?«

»Ja, klar. Und noch etwas anderes war interessant: Als es darum ging, den Frauen auf den Fotos Eigenschaften zuzuschreiben, wurden die Frauen während des Eisprungs von anderen Frauen als am wenigsten vertrauenswürdig eingeschätzt. Vielleicht, weil Frauen auf diese Fruchtbarkeitssignale mit Konkurrenzverhalten reagieren so nach dem Motto ›Die nimmt mir noch den Kerl weg!‹.«

»Unglaublich. Stimmt dieses Zitat also doch – ich glaube, es ist von Sandra Bullock oder Cameron Diaz oder sonst irgendeiner Schauspielerin –, wonach Frauen sich nicht für Männer anziehen, denn die wollen einen sowieso nur nackt sehen. Sie ziehen sich für andere Frauen an«, antworte ich.

Ines lacht.

»Aber verdammt, wenn es so klar nach biologischen Faktoren geht, dann kann das ja doch alles nicht stimmen mit der Relativität von Attraktivität«, ergänze ich noch, und meinem ungeschminkten und ganz und gar nicht kindlichen Gesicht ist anzusehen, dass mich das gerade nicht unbedingt erfreut.

Ines beruhigt mich: »Das ist doch nur der evolutionsbiologische Teil – zum gesamten Bild von Attraktivität und Schönheit gehört doch noch so viel mehr ...«

Seufz! Ich muss also weiter nach Antworten suchen.

Liebe Freunde, bin ich schön?

Also eines ist klar: Definieren kann man Schönheit kaum. Es gibt zwar evolutionsbiologische Attraktivitätsmarker, aber selbst die müssen einerseits nicht von jeder und jedem als schön empfunden werden, andererseits gibt's eben doch kulturelle und historische Unterschiede. Ich frag mich: Wie sehen das ganz subjektiv die Menschen, die ich kenne?

Kurzentschlossen starte ich eine kleine Umfrage auf Facebook. Komplett unwissenschaftlich und bar jeglicher statistischen Auswertbarkeit. Ich poste:

»Liebe FreundInnen und FacebookbekanntInnen, ich hab mal wieder eine Frage an euch, ich hoffe, dass ganz viele Männer und Frauen mitmachen, ihr würdet mir extrem helfen: Was ist für euch Schönheit (bei Menschen)? Was macht einen Menschen für euch schön? Und wer danach noch genauer werden will: Was macht einen Menschen des für euch anziehenden Geschlechts schön? Ich freu mich sowohl über Antworten, die Allgemeines definieren, als auch über solche wie ›gute Figur, schöne Augen, toller Arsch‹. Nur bitte einfach ehrlich sein.«

Sofort regnet es Antworten.

Freund M. schreibt: »Das kann ich gar nicht definieren. Ich habe da keine Merkmale, sondern sehe mir eine Person an und empfinde diese als schön oder nicht. Dabei spielen für mich aber Faktoren wie das Auftreten, die Mimik und Gestik sowie die persönliche Pflege eine große Rolle. Oft gefallen mir Typen, die von anderen als so gar nicht schön empfunden werden. Und der kann dann noch so schön sein. Sobald ich mir denke, er möge bitte seine Fresse halten, weil nur Mist rauskommt, ist er nicht mehr schön für mich.«

Bekannte N. sieht das ähnlich: »Stimme (unglaublich wichtig), Humor, und ich darf mir nicht nach fünf Minuten ›Halt einfach die Pappn‹ denken. Hände – es muss bei einer kleinen Berührung zischen.«

Gedanklich stimme ich den beiden zu. Seit Jahren schon habe ich an mir festgestellt: Am für mich anziehenden Geschlecht ist mir ziemlich egal, wie die aussehen. Neben einem Mindestmaß an Körperpflege steh ich auf Hirn. Schlicht und einfach Hirn, gewürzt mit viel Humor. Es gibt in Österreich einen Kabarettisten, der optisch wohl nicht den klassischen Erwartungen entspricht. Doch jedes Mal, wenn er den Mund aufmacht und seinen unglaublich schlauen Humor zum Besten gibt, denke ich mir: Den find ich schön.

Weitere Antworten trudeln rein:

A., weiblich: Meistens das Lächeln. Egal, ob bei Männern oder Frauen.

V., weiblich: Ausstrahlung! Und bei Männern: Intellekt!

F., weiblich: Authentizität und feiner Humor.

M., weiblich: Wenn er begeisterungsfähig ist!

W., männlich: Zu allererst das Lächeln!!!!! (ja, er hat wirklich fünf Rufzeichen gemacht.)

B., männlich: Ich finde einen Menschen erst dann so richtig schön, wenn er authentisch ist und sich nicht verstellt. Das und

Ehrlichkeit. Klingt zwar kitschig, aber im Grunde ist es das, was für mich wahre Schönheit ist.

J., männlich: Lachen!

K., weiblich: Wenn sich jemand wohlfühlt in seiner Haut.

D., weiblich: Die Ausstrahlung und die Lebenseinstellung machen einen Menschen schön! Wenn ein Mensch positiv eingestellt ist, dann ist das Lächeln mitreißend. Wenn er oder sie Humor hat und keine Grantscherbn ist.

S., weiblich: Intelligenter Humor – nichts macht einen Mann oder eine Frau so attraktiv wie ein guter Schmäh.

P., weiblich: Selbstbewusstsein (nicht zu verwechseln mit Selbstverliebtheit), Humor, Begeisterungsfähigkeit, Ehrlichkeit, eine positive Grundeinstellung, Lebensfreude. Optisch, denk ich, ist Schönheit subjektiv, jemand, der auf sich Wert legt, sprich, sich selbst auch wertschätzt, sich pflegt und auf sich schaut, fühlt sich meist auch wohl mit sich und strahlt das auch aus.

S., weiblich: Intelligenz – vor allem wenn sie witzig und nicht belehrend rüberkommt. Strahlende Augen und wuschelige Haare helfen auch.

S., weiblich: Ich finde Menschen anziehend, die für etwas brennen und dieses gewisse Leuchten in den Augen haben, die weltoffen und tolerant sind, ein großes Herz haben und sich eine gewisse Kindlichkeit bewahrt haben.

M., weiblich: Selbstbewusstsein macht einen Menschen für mich anziehend.

C., weiblich: Ich finde Menschen schön, wenn sie einfach höflich, nett und sympathisch sind. A***löcher und unhöfliche Menschen können noch so gut aussehen: Wenn sie in ihrer Art einfach »ekelhaft« und respektlos sind, find ich diese Leute auch gleichzeitig hässlich.

Fast alle Antworten deuten also in die gleiche Richtung, eine Ausnahme macht Freundin J., deren Antwort mich laut zum Lachen bringt: »Der Arzt von ›Grey's Anatomy‹ (wurscht welcher).« Aber niemand schreibt »volle Brüste, schmale Taille, tolle Kurven, reine Haut, glänzende Haare, lange Beine« oder Ähnliches – also jene Punkte, die ich von Ines als attraktiv im biologischen Sinne erklärt bekommen habe. Für alle meine Kontakte ist die Ausstrahlung das Wichtigste. Würde die Welt also nur aus diesen Menschen bestehen, gäbe es dann keine Beauty-Tipps, keine sexistische Werbung, keine Magersucht? Oder betrügen wir uns vielleicht doch alle auch ein bisschen selbst?

Da Letzeres – ohne meine Freunde in irgendeiner Form beleidigen zu wollen – definitiv wahrscheinlicher ist (wir alle lügen uns hin und wieder selbst in die Tasche, ist einfach so), beschließe ich, bei einigen im direkten Gespräch noch etwas genauer nachzufragen. Vor allem frage ich, wie sie mich denn sehen.

Alle meine Freunde antworten mir, ich sei für sie schön. Wow! Brave Freunde! Ich bin beeindruckt. Einige differenzieren zwischen Optik und Ausstrahlung, wobei ich bei der Optik den einen oder anderen Abzug bekomme. Aber da ich mich selbst ja auch nicht für Miss World halte, sind die Aussagen der Freunde schon verdammt fein und gehen runter wie Öl. Mein Bauchgefühl, dass diese Sache mit meiner nicht vorhandenen Attraktivität vor allem in meinem Kopf stattfindet, wird stärker. So ganz weiß ich noch nicht, was ich davon halten soll.

Ein Bekannter bringt dann einen Punkt auf, über den ich auch schon seit ein paar Wochen nachdenke. Er schreibt mir:

»Coole Umfrage. Ich stimme mit vielen überein. Hab immer zwischen hübsch (rein äußerlich adrett) und schön (auch innerlich, Aura, ...) unterschieden. Wenn beides zusammenpasst, ist's unglaublich; Ersteres alleine ist jedoch unbedeutend – nicht nur, weil vergänglich, sondern auch, weil langweilig.«

Ich glaube, er hat recht: Es gibt Menschen, die finde ich hübsch. Die schauen einfach gut aus, haben schöne, ebenmäßige Züge, wirken sinnlich und stilvoll. Doch was viel mehr zählt, ist die Ausstrahlung, die Aura eines Menschen. Ich kenne Frauen mit schiefen Nasen, schiefen Zähnen oder Cellulite bis runter zu den Knöcheln – und es ist egal: Sie sind schön. Und ganz ehrlich: Ich bin lieber schön als hübsch.

Das beschreibt auch Jes Baker, Buchautorin und unermüdliche Fat-Acceptance-Aktivistin aus den USA: Auch sie betont den Unterschied zwischen »hübsch« und »schön«. Schönheit ist für sie etwas, was es überall gibt. Ein Sonnenuntergang ist schön. Gütige Menschen sind schön. Menschliches Miteinander ist schön. Die Lichtstimmung in der blauen Stunde, wenn die Sonne bereits untergegangen ist und der Himmel in einem leuchtenden Blau über einem hängt, ist wunderschön. Der Geruch von Wasserfällen ist schön. Und: Körper sind schön – alle. Sie schreibt: »Schönheit ist allgegenwärtig, inhärent und in allen von uns zu finden, innen und außen.«

Der Begriff »hübsch« ist laut Baker jedoch – wenn er dazu verwendet wird, das Äußere einer Frau zu umschreiben – ein »von Unternehmen fabriziertes physisches Ideal, das vermittelt, dass man nie genug ist, bevor man es nicht erreicht hat. ›Hübsch‹ ist der Grund, warum Frauen in Konkurrenzbeziehungen zueinander stehen. ›Hübsch‹ wurde erfunden, um Exklusivität zu schaffen. ›Hübsch‹ ist eine konstruierte Lüge, die erschaffen wurde, um die Konten geldgeiler Arschlöcher zu füllen.« Bakers Fazit ist eindeutig: »Scheißt auf ›hübsch‹. Fordert die Schönheit zurück.«

Gut, es ist nichts Falsches daran, sich selbst hübsch zu finden. Aber ein Interview mit Baker bringt mich auf einen weiteren wichtigen Punkt: Hübschsein allein kann es nicht sein. Hübschsein darf nicht zu unserem einzigen Ziel werden. Unsere Körper sind definitiv nicht nur zum Hübschsein da. Sie sind dazu da, uns schlicht und einfach leben zu lassen. Dementsprechend sollten wir sie behandeln – und nicht nach den Vorstellungen der nach Gewinnmaximierung strebenden Unternehmen.

Vom Mainstreamgedöns

Die Frage nach der Attraktivität stelle ich auch auf meinem Blog.[3] Ich bekomme eine Nachricht von Lena, einer mir unbekannten Leserin – sie schreibt mitten in mein Herz hinein:

»Ich finde ja dieses ganze Mainstreamgedöns total schrecklich. Wenn ich mich so umsehe, sehen alle Mädels (vor allem) gleich aus. Wahrscheinlich liegt es am Internet. Heute wird bei Pinterest ein Foto von einem Mädel mit ›Ombre Hair‹ gepostet und zwei Tage später läuft die halbe Stadt damit herum. Auch rein modetechnisch ist ›die Jugend von heute‹ nicht gerade einfallsreich und verschwimmt zu einer homogenen Masse, Klone sozusagen. Genauso denke ich auch über all die vermeintlichen ›Schönheitsserien‹ wie Germany's next Topmodel und wie sie alle heißen. Da wird einem ein Ideal vorgegaukelt, dem dann alle folgen sollen, aber nicht können, weil ja individuell und so. Und dann kommt die Werbung, die einem sonst was verspricht, damit wir das alles schön kaufen, um auch genauso ›schön‹ wie der Rest zu sein. Das Einzige, was dabei schön wird, ist meine Geldbörse und mein Schrank: Geldbörse schön dünn und Schrank schön voll ...

Deshalb finde ich es total schön, wenn mal jemand nicht

3 www.ichkaufnix.com

dem Mainstream entspricht und sich wohlfühlt in seinem Körper, denn dann strahlt er auch dieses gewisse Etwas aus. Eben etwas, was nur diejenige Person hat, etwas, was sie umgibt. Ich finde Menschen schön, die nicht in den Raum gehen, sondern ›erscheinen‹. Beispiel: Eine Frau betritt ein Restaurant und für wenige Millisekunden halten alle den Atem an und es fängt bei den Leuten an zu rattern. Dabei ist nicht wichtig, was sie trägt, oder ob sie 90-60-90 gebaut ist, sondern wie sie es trägt und wie sie erscheint. Das schönste Accessoire ist für mich zum Beispiel auch ein Lächeln, das von Herzen kommt.«

All diese Aussagen tun mir gut – sie sind einfach entspannend. Es ist nicht wichtig, wie ich aussehe, es ist wichtig, was ich ausstrahle. Hätte ich eigentlich auch schon früher kapieren können. Warum komm ich mir eigentlich so unglaublich dumm vor bei dem ganzen Thema? Ich kenne kaum eine Frau, von der ich sagen könnte, ich finde sie hässlich. Aber mich selbst als schön zu empfinden ist echt harte Arbeit.

Ich wette, es geht ganz vielen von uns so. Ich bin mir sogar sicher – ich kenne es doch von so vielen Freundinnen von mir: Frauen, die ich allesamt wunderschön finde, die sich selbst aber verdammt kritisch sehen. Verdammt, wir müssen uns einfach gegenseitig öfter nette Sachen sagen. Vielleicht glauben wir es dann auch irgendwann ...

Komplimente machen

»Du hast wunderschöne Haare!«, sage ich.

Ich kassiere kurz einen etwas befremdeten Blick, doch dann geht im Gesicht der Frau, die mir in der U-Bahn gegenübersitzt, gleichsam die Sonne auf. »Danke!«

»Sind die gefärbt oder echt?«, frage ich nach.

»Wow, du glaubst, die sind gefärbt? Nein, nein, die sind echt!« Sie freut sich noch mehr.

Ich steige aus und erwische gerade noch den Aufzug, der hinauf auf die Straße fährt. Im Lift stehen sieben Personen. Neben mir eine ältere Frau mit einer sehr modernen Brille. »Tolle Brille!«, sage ich zu ihr. Sie schaut mich überrascht an, bedankt sich und grinst in sich hinein. Kurz vorm Aussteigen sagt sie: »Das ist schön, so überraschend ein nettes Kompliment zu bekommen! Danke!«

Mein Plan geht voll auf: Heute mache ich Komplimente. Und zwar wildfremden Personen. Jedes Mal, wenn ich einer Person begegne, an der ich etwas besonders schön finde, sage ich es ihr – egal, ob es die Augen, die Kleidung oder die Ausstrahlung ist. Der Grund: Wir Frauen sagen uns insgesamt viel zu selten freundliche Dinge, so viele von uns sind viel zu sehr auf ihre Makel fokussiert.

Die Reaktionen sind spannend. Die meisten reagieren ähnlich wie die Frau in der U-Bahn: erst kurz überrascht, dann erfreut. Komplimente über Kleidung fallen nicht nur mir zu Beginn deutlich leichter, sie werden auch einfacher angenommen. »Hab ich aus diesem kleinen Secondhandladen in der Hermanngasse, gar nicht weit von hier!« oder »Danke, die war ganz günstig, die Hose, und ich hab sie schon ewig!« lauten die Reaktionen.

Doch was auffällt: Vielen Frauen fällt es schwer, Komplimente zu körperlichen Eigenschaften anzunehmen. Gut, okay, es passiert nicht täglich und kann auch etwas unangenehm wirken, wenn da plötzlich eine blonde Riesin mit einem breiten Lächeln im Gesicht auf dich zukommt und dir erklärt, was für schöne Augen, was für eine schöne Figur oder was für einen tollen Gang du hast. Ich glaub, ich selbst würde mich vor mir erschrecken. Dennoch: Jedes Lächeln, das ich auslöse, bestärkt mich, weiter gute Laune zu verteilen. Das macht nämlich selbst auch glücklich.

Oft wird auch sofort gekontert und ein »Gegenkompliment« gemacht: »Deine Haare sind aber auch toll!« oder »Dafür hast du tolle Schuhe an!«. Ich muss dabei grinsen, weil ich es so gut nachempfinden kann: Bekommt man ein Kompliment, hat man erstens bescheiden zu reagieren und zweitens sofort eines zurückzugeben. Man darf anscheinend auf keinen Fall zu selbstbewusst rüberkommen.

Eigentlich frustrierend, dass das derartig in der weiblichen Sozialisation verankert ist: Nicht eine einzige Frau antwortet mit einem »Ja, das finde ich auch!« auf meine Komplimente. Der Frau mit den roten Haaren in der U-Bahn war anzusehen, dass sie ihre Haare nicht nur liebevoll pflegt, sondern auch, dass sie sehr stolz auf ihre Mähne ist. Aber anscheinend ist es in unserer Gesellschaft nicht okay zu sagen: »Ja, gell? Meine Haare sind super!« Nein, man muss mit einem »Ach, die Zotteln?« oder »Echt? Findest du? Ich weiß nicht …« reagieren.

Ich will hier nicht die Behauptung aufstellen, dass es genau so sei und nie anders. Blödsinn. Natürlich kann man auch anders reagieren, und viele starke Frauen tun das wahrscheinlich auch.

Aber meine persönliche Stichprobe, bestehend aus gut fünfzig Frauen an zwei Tagen im Alter von geschätzt 16 bis etwa 75, spricht eine klare Sprache: die des Sich-selbst-klein-Machens.

Ich selbst war bis vor einiger Zeit genauso. Zum Beispiel damals, es war Winter, als meine Freundin Resi bei mir auf dem Sofa saß, wir Tee tranken, und sie meinte, wie schön lang meine Beine seien und wie schön meine Taille. Ich sagte damals »Na ja. Also als Taille würde ich das nicht bezeichnen, und meine Beine sind wieder so fett geworden.« Mehr brauchte es nicht, sie fuhr in die Höhe und wusch mir gehörig den Kopf: »Wenn ich dir sage, dass du eine schöne Figur hast, dann sagst du gefälligst ›Danke‹ und tust nicht so, als würde ich dir grad ins Gesicht lügen! Was glaubst du denn, wie ich mich dabei fühle? Wennst weiter immer so gedämpft auf Komplimente reagierst und sie vor allem negierst, wirst irgendwann keine mehr bekommen. Glaubst, das macht Spaß, wenn man was Nettes sagen will, und dann bewegen sich nicht mal die Mundwinkel vom Gegenüber nach oben?«

Wikipedia hat übrigens eine sehr eindeutige Einstellung zu Komplimenten: Man müsse sie auf alle Fälle zurückgeben oder sogar zurückweisen, je nachdem, wo man zu Hause ist. (Falls jemand mal in China Urlaub machen sollte: mindestens dreimal sagen »Sie übertreiben«, oder »Zu viel des Lobes«, sonst gilt es nicht – und man selbst als unhöflich.) In Europa und den USA gilt: »Am besten gibt man das Kompliment gleich zurück, etwa: ›Sie sind aber auch nicht von schlechten Eltern!‹ oder ›Darin sind doch gerade Sie der größte Profi!‹ u. Ä. Oder man bemüht sich, dem Gesprächspartner bei der nächsten sich bietenden Gelegenheit ebenfalls ein Kompliment zu machen.«

Ist das anstrengend! Kein Wunder, dass wir alle keine Komplimente annehmen können. Wieso kann man nicht einfach »Danke« sagen und sich drüber freuen? Das freut denjenigen, der das Kompliment macht, ja auch!

Ich kann es jedenfalls nur empfehlen: Auf die Straße gehen und all die Dinge, die man schön findet, aussprechen (manchmal vielleicht auch nur denken, sonst geht es euch wie mir, als ich mal als Fußgängerin an der Ampel stand und dachte »Wenn ich mal alt bin, bin ich sicher so eine Kandidatin für Selbstgespräche auf offener Straße« – um direkt danach draufzukommen, dass ich das gerade laut zu mir gesagt hatte). Auf Menschen zugehen und Komplimente machen. Das Nonverbale, das zurückkommt, gibt einem selbst mindestens genauso viel wie dem Gegenüber das Kompliment.

»Findest du mich hübsch?«

»Findest du mich hübsch?«

»Jaaa.«

»Was magst du denn an mir?«

»Kann ich dir nicht sagen.«

»Wieso?«

»Weil du es andauernd einforderst.«

»Aber du hast es mir noch nie gesagt!«

»Du machst halt so einen Druck!«

Dieses Gespräch führten mein Ex und ich in regelmäßigen Abständen. Genau genommen kam es bei jeder etwas hitzigeren Diskussion zwischen uns vor. Und jedes Mal war ich komplett verzweifelt, in meinem Kopf hallte immer nur ein »Er findet mich nicht hübsch! Ich bin so hässlich!« nach.

Jetzt, Jahre später, ist mir klar, was er mit seinem »Du siehst dich dauernd durch meine Augen!« meinte. Ich konnte damals nicht selbst in den Spiegel schauen und zu mir sagen: »Du bist schön!« Das musste jemand anderer übernehmen. Ich konnte mich so sehr *nicht* annehmen, dass ich von ihm Bestätigung brauchte, um daran zu glauben. Was für ein ungesunder Kreislauf. Und wieder ist der Aufbau dieses Kreislaufs so klar, dass ich in letzter Zeit daran zweifle, ob ich jemals wirklich vernunftbegabt war.

Gut, das soll jetzt nicht die große Mitleidsmasche werden, ich habe da schon so meine eigenen Knöpfe im Kopf, aber grundsätzlich bin ich überzeugt davon, dass es vielen Frauen so geht. Hollywood und Co. reden uns gefühlt in jeder dritten Komödie das Märchen vom hässlichen Entlein ein, dass durch die Liebe eines Mannes zum schönen Schwan wird. Ich wette, unzählige Mädchen und Frauen träumen von »dem einen«, der ihnen dann täglich verbal die Sonne vom Himmel holt und schenkt. Der einen in der Früh mit verliebten Augen anschmachtet, wie schön man sei, wenn man gerade aufgewacht ist, das Make-up vom Vortag unter statt auf den verquollenen Augen und die Kissenfalten zärtlich in die Wange geprägt. Der einen mit neugierigen und begehrenden Augen ansieht, ganz egal, ob man gerade in Jeans und T-Shirt oder im heißesten Kleid dieses Universums den Raum betritt. Der auf die Frage, welche Frisur man tragen solle, mit einem »Ach Schatz, ich finde dich immer schön« antwortet. Oder bei einer sichtbar zu engen Hose mit »Ich liebe jedes Kilo an dir« reagiert.

Apropos Filme. Da gibt es ja auch noch den sogenannten Male Gaze. In den Siebzigerjahren prägte die feministische Filmtheorie diesen Begriff, der besagt, dass Filme zu einem überwiegenden Teil in der Kameraführung und daher der Blickführung des Zuschauers diesem starrenden Blick eines Mannes entsprechen: Während man von Männern oft nur die Gesichter in Großaufnahme sieht, werden bei Frauen die Kameras oft den Körper entlanggeführt. Millionen von Frauen gehen ins Kino, sehen sich Actionkracher, Liebesschnulzen oder Thriller an, und wenn die Heldin weiblich ist, hat sie eine Hammerfigur und ihr Hintern ist regelmäßig auf der gesamten Leinwand zu sehen. Die weibliche Hauptdarstellerin beim Liebesfilm trägt signifikant oft »unabsichtlich« aufreizende Kleidung: Der Träger ihres Shirts rutscht ihr ganz zufällig von der Schulter, die Kamera schaut ganz zufällig dem Träger nach. Und sogar die weibliche Leiche im Thriller trägt ein weißes Nachthemd, nass von der Erde, auf der sie liegt, und ihre harten Brustwarzen zeichnen sich ab. Harte Brustwarzen. Wenn man tot ist. Weil die Muskeln sich da zusammenziehen. Ja nee, ist klar.

Wir jedenfalls warten auf den einen, der in uns das sieht, was die Kamera im hässlichen Entlein auf der Leinwand sieht: den schönen Schwan. Dieser Kerl soll es uns dann sagen, täglich, und überraschen soll er uns außerdem. »Was, du magst meine Zähne? Das hast du mir ja noch nie gesagt, hach!« Es ist so tief in uns verankert, ich bewundere jede Frau, die sich dieser Einflüsse dauerhaft erwehren konnte.

Echt irre, wie sehr man als Frau selbst bereits diesen Male Gaze als selbstverständlich annimmt. Dank Hollywood und Co. werden wir so gesehen, also sehen wir uns selbst so? Schlimm! Mit einigem Abstand versuche ich mein Spiel mit dem Ex gedanklich mal umzudrehen. Was, wenn es er gewesen wäre, der permanent nach optischer Bestätigung gefragt hätte? Boah, ich wäre nach einer Weile durchgedreht. Wenn ich es ihm sagen will, weil ich es gerade empfinde, weil es mir gerade auffällt, dass seine Augen in der Abendsonne so schön glitzern, dann sage ich es ihm. Aber nur dann. Weil erzwungene Komplimente sind keine Komplimente.

Natürlich ist es wunderschön, von dem Menschen, der für uns jemand Besonderes ist, Komplimente zu bekommen. Aber wenn unser Selbstwert davon abhängt, ist das ein gefährliches Kartenhaus, das jederzeit in sich zusammenbrechen kann.

Lookismus

Meine Frage nach Schönheit und Attraktivität, die ich auf Facebook gestellt habe, zieht Kreise. Viel Freunde und Freundinnen reden mich noch Wochen später darauf an oder schreiben mir. Eine von ihnen teilt mir mit: »Du bist auch aus lookistischen Gesichtspunkten attraktiv.«

Erstens: Danke!

Zweitens: Häh? Was ist bitte lookistisch?

Zunächst sortiere ich es als neues Modewort ein. Wieder was gelernt, optisch nennt man heute also anscheinend lookistisch, so wie neuerdings auch alle »gönn dir« sagen (und ich mir jedes Mal denke: Das heißt »Gönn ES dir«, Himmel noch mal!!). Oder »chillen«. Oder »liken« (die schlimmste aller Verdeutschenglischungen ever!). Oder »ever« statt »jemals«.

Ein paar Tage später liegt in einem Buchladen in Berlin dann plötzlich ein kleines Büchlein mit dem Titel »Lookismus«[4] vor mir. Ich lese, dass Lookismus in der Reihe der -ismen wie Sexismus oder Ageismus (Altersfeindlichkeit) steht und die Diskriminierung von Personen beschreibt, deren Körper oder deren Aussehen von gesellschaftlich gesetzten Normen abweichen. Lookismus ist also ein Begriff für die Vorurteile, die man ei-

4 Diamond, Pflaster, Schmid (Hg.): Lookismus. Normierte Körper, Diskriminierende Mechanismen, (Self-)Empowerment – unrast transparent geschlechterdschungel Band 8, 2017.

nem Menschen aufgrund seiner Optik entgegenbringt. Auf www.lookism.info ist es noch mal genauer erklärt: »Der Begriff Lookismus benennt den Mechanismus der Hierarchisierung von Individuen auf der Basis von Körpermerkmalen, die positiv oder negativ bewertet werden und den Wert des Individuums somit steigern oder mindern können. Was im Bezug auf das Aussehen als positiv und negativ verstanden wird, hängt mit vielen Faktoren zusammen, beispielsweise dem jeweiligen Konzept der Geschlechterrollen.«

So. Moment. Auf Deutsch. Eigentlich kennen wir das ja: Schönere Menschen werden bevorzugt behandelt. Aber es herrschen gegen konventionell schöne Menschen auch Vorurteile, wie zum Beispiel blond = blöd. Gegen konventionell als nicht schön geltende Menschen herrschen noch viel mehr Vorurteile. Das bekannteste ist wohl dick = faul. Dieses allererste Einordnen aufgrund des Aussehens, und vor allem das Kategorisieren, wie eine Person wohl ist, basierend auf dem, wie sie aussieht – das ist Lookismus. Mit anderen Worten: Lookismus ist unser eingebautes Vorurteilsregister.

Hier ein paar Beispiele:

* Wer schlank ist, ist dynamisch und erfolgreich. Wer fett ist, ist träge und schwach.
* Ist man durchtrainiert und braun gebrannt, gehört man wohl zu den oberen 10.000. Wer dick, fahl und schlaff ist, gehört wohl zur Unterschicht.
* »Du siehst so behindert aus!« – darüber könnte ich ein eigenes Buch schreiben. Ich werde nie verstehen, warum Menschen mit körperlichen und/oder geistigen Behinderungen derartig ausgegrenzt werden, dass sie als Schimpfwort taugen.
* Androgyne oder »genderfluide« Menschen sind auf den ersten Blick oft nicht als Mann oder als Frau erkennbar. Das erzeugt Unsicherheit bei vielen, die oft in Aggression umgewandelt wird. Traurig, aber wahr.

* Und es gibt auch so etwas wie »Heightism«: Kleine Menschen werden nicht ernst genommen, Männer in heterosexuellen Beziehungen müssen größer sein als die Frauen, große Frauen sind weniger weiblich, kleine Frauen sind harmlos(er).

Wenn ich so etwas lese, denke ich: Alter Falter, wir Menschen sind aber schon ordentliche Arschlöcher.

Die andere Seite der Lookismus-Medaille: Hübsche Menschen haben es leichter im Leben. Ihnen begegnen weniger Vorurteile, und sie sind erfolgreicher. Ja, es gibt sogar Studien, die nachweisen, dass bereits Babys mehr Zuwendung erhalten, wenn sie besonders hübsch sind.

Ich will das auch gar nicht infrage stellen – ja, man empfindet gewisse Symmetrien als ästhetisch.

Eine Studie innerhalb der Attraktivitätsforschung kommt allerdings zu dem Schluss, dass nicht die Frauen, auf die all die klassischen Attraktivitätsmerkmale zutreffen, für besonders attraktiv gehalten werden, sondern eher »durchschnittliche« Frauen.

Wie jetzt? Haben es jetzt besonders attraktive Frauen im Leben leichter oder durchschnittlich attraktive? Und was genau ist »durchschnittlich«? Selbst wenn ich Faktoren wie Symmetrie und Proportion als allgemeingültig annehme, lande ich immer wieder bei der Frage: Was bitte schön ist genau schön oder hübsch oder beides? Wer legt das fest? Und was haben bitte »lookistische Gesichtspunkte« in dem Gespräch zwischen der Freundin und mir verloren? Schönheit kann doch gar nicht anders als im Auge des Betrachters liegen!

Allerdings lebt niemand im luftleeren Raum, auch (beziehungsweise gerade) in unseren Vorurteilen sind wir massiv beeinflusst von der Gesellschaft, den Medien, der Industrie. Ich will die Attraktivitätsforschung nicht anzweifeln, denn, ja, auch ich würde bestimmte Menschen, die ich nur auf einem Foto sehe, schöner finden als andere – auf dieser Basis funktionieren schließlich auch Dating-Apps wie Tinder oder Bumble –, allerdings ist mir eine andere Perspektive viel wichtiger: WARUM finde ich diese Menschen schöner? Langsam glaube ich, diese Frage ist schlicht nicht zu beantworten. Warum also hecheln wir einem globalen Schönheitsideal nach?!

Die Inflation der Sonnenuntergänge

Ich liebe Facebook, aber von Instagram habe ich bisher immer meine Finger gelassen. Das will ich jetzt ändern. Warum? Weil ich eine Ahnung haben möchte, wovon ich spreche. Ich kritisiere jetzt seit Wochen diese bestimmte »Makellos-Optik« und gleichzeitig verweigere ich mich deren Hauptmedium. Also schau ich mir das jetzt mal genauer an.

Die Fotoplattform schlägt mir sofort meine Facebookfreunde vor – die ich aber nicht auf noch einer Plattform sehen möchte. Nix für ungut, liebe Freunde, ich habe heute andere Ziele. Stattdessen habe ich mir im Internet die beliebtesten Instagram-Accounts herausgesucht – da sind vor allem Stars wie Beyoncé, Selena Gomez oder die diversen Kardashians dabei, im deutschsprachigen Raum interessieren mich vor allem die YouTube-Stars und was die so auf Instagram posten.

Für alle Leserinnen, die älter als 20 sind: YouTube-Stars sind sehr junge Frauen und Männer, die fünf bis zwanzig Minuten in die Kamera quatschen, zeigen, was sie sich so alles Neues gekauft haben, Schminktipps geben oder schlicht und einfach aus ihrem Leben erzählen. Ich bin da mal einen Abend lang drauf hängen geblieben. Als ich mich dabei erwischte, dass ich einem jungen Mädchen zusah, wie sie komplett sinnlose Dinge bei einer Drogeriekette kaufte, weil ihre Fans ihr gesagt hatten, sie solle im dritten Gang zehn Schritte gehen, sich dann nach rechts drehen und dort im vierten Fach das fünfte Produkt von links kaufen, wusste ich: Ich habe gerade Lebenszeit verloren, die ich nie wiederbekommen werde.

Aber zurück zu Instagram: Von den großen Stars, deren Fotos von Millionen Menschen mit Herzchen bedacht werden, lande ich schnell bei mir völlig unbekannten Personen, die in dem Kosmos von Instagram aber ebenfalls eine gewaltige Reichweite haben.

Eine von ihnen ist eine junge Deutsche mit drei Millionen Abonnenten. Auf weit über 900 Fotos sieht man immer das Gleiche: Sie. Sie beim Trainieren, sie in sexy Kleidung, sie im Bikini, sie am Strand, sie im Sonnenuntergang. An ihr selbst gibt es nichts auszusetzen, sie ist eine sehr hübsche Frau, die sichtbar trainiert ist und diese Lust am Sport auch mit ihren Fans teilt. Das finde ich gut. Sie ist extrem schlank, aber hat ordentlich definierte Muskeln. Ja, ist okay. Weniger okay finde ich, dass sie auf so ziemlich jedem Bild so künstlich wirkt wie eine Porzellanpuppe und ihren Fans Tipps gibt, wie man auf Selfies am besten posiert, um den Hintern in Szene zu setzen und gleichzeitig dünn wie ein Ast zu wirken. Sie pendelt zwischen Miami, Dubai, New York und verschiedenen anderen Orten der Welt, und interessanterweise ist überall, wo sie gerade ist, wunderschöner Sonnenuntergang.

Neben den sportlichen gibt es auch die extrem modischen Damen: Eine von ihnen ist unter den deutschen Mode-Fans auf Instagram gerade der Star schlechthin, alle ihre Fotos sind durchgestylt bis ins Detail, sie postet Fotos aus den USA, aus Deutschland und Japan (auch hier übrigens: überall gerade Sonnenuntergang ...), sie selbst ist sehr dünn. Auf einem Foto, das sie mit »Good Morning Berlin« betitelt, sieht man sie in einem überlangen Herrenhemd und mit Kaffeebecher in der Hand – gut, so kann man mich in der Früh auch manchmal sehen. Aber die Frau ist perfekt geschminkt, von der Augenbraue bis zum Highlighter, während ich eher zu den Frauen gehöre, die froh sind, wenn sie sich in der Früh mit dem Mascarabürstchen nicht schon wieder die Hornhaut verletzen. (Ja, ich habe das wirklich schon mal geschafft. Nein, ich möchte nicht darüber reden.)

Und dann gibt es da noch die meist blonden Konsummädchen. Zwei von ihnen sind besonders bekannt: Die beiden sind YouTuberinnen, sie erzählen jede Menge Zeug, auf das die Menschheit zu meiner großen Überraschung anscheinend gewartet hat. Gegenseitig können die zwei sich Medienberichten zufolge zwar anscheinend nicht leiden, aber ihre Inhalte sind austauschbar, als ob sie beste Freundinnen wären: Mein Make-up, meine Kleidung, meine Wohnung, mein Freund. Geschminkt sind die beiden natürlich immer absolut perfekt und auch sie sind eindeutig sonnenuntergangsaffin.

Ich klicke mich weiter zu ihren Fans und finde Unmengen an jungen Mädchen, die es ihnen gleichtun: Mein Make-up, meine Kleidung, mein Zimmer, mein Style, mein Cupcake, mein cooles Leben, mein Freund. Posen und Prahlen. Und jedes einzelne Foto scheint bearbeitet: Man sieht im Hintergrund zum Beispiel Türrahmen und Küchenfliesen mit seltsamen Wölbungen, die darauf schließen lassen, dass die Selfie-Fotografin sich ihre eigene Taille oder ihre eigenen Oberschenkel schmaler gemogelt hat. Hauptsache, sie bekommen viele Herzchen (was auf Facebook der erhobene Daumen, ist auf Instagram das Herzchen) und »so süüüüüß!! <3«-Kommentare.

Ich muss zugeben: Zunächst gefallen mir einige der Bilder, sie sind farblich und stilistisch einfach schön. Von den hochprofessionellen Fotos, wie man sie aus Zeitschriften kennt, sind sie eigentlich nicht mehr zu unterscheiden. Doch nach einiger Zeit empfinde ich immer mehr Unbehagen: Erstens ist es mir unangenehm, als Voyeur in das Leben wildfremder Menschen zu schauen, und zweitens sehen die Mädchen in meinen Augen alle gleich aus. Alle rennen sie einem bestimmten Style hinterher, der Trendwahnsinn ist unglaublich schnell: postet eines der Mädchen ein Foto mit einer schwarzen Gesichtsmaske, ziehen die anderen gefühlt im Minutentakt nach. Und ich erwische mich, so etwas wie Neid zu spüren: So ein perfektes Leben, so hübsch, Fotos wie aus der »Vogue«, und Himmel noch mal, ich will auch eine mitesserfreie Nase haben. Mit dem Neid paart sich Druck: Wenn ich auch so aussehen will, muss ich mir wohl auch schwarze Pampe ins Gesicht schmieren – verdammt, wo krieg ich jetzt schwarze Pampe her? Ganz sicher, mit schwarzer Pampe im Gesicht wird mein Leben perfekt sein. Die Wohnung immer aufgeräumt, und in den Milchschaum vom Kaffee mach ich mir dann selbst meine Herzchen rein.

Instagram hat eine unglaubliche Sogwirkung: Gut, besser, perfekt, Instagram. Und: Kaufen, kaufen, kaufen. Instagram ist die digitale Litfaßsäule: Es zeigt, was man sich alles kaufen muss, um glücklich zu sein. Oder zumindest, um dazuzugehören. Oder wenigstens, um für einen kurzen Moment den Kick zu bekommen, wenn das eigene Selfie gut ankommt.

Plötzlich weiß ich wieder, warum ich mich nie auf Instagram getraut habe: Ich sehe sowieso schon so viele irreale Role Models in den Medien, ich muss sie mir nicht noch zusätzlich in den sozialen Medien antun. Dann schon lieber Katzenvideos oder stumpfsinnige Streits unter Politikern und Journalisten auf Twitter.

Body Positivity

Trotzdem beschließe ich ein paar Tage später, Instagram doch noch eine Chance zu geben. Es muss auf dieser Plattform doch noch etwas anderes geben als diese optische Selbstdarstellung vom perfekten Leben mit dem perfekten Make-up und dem perfekten Outfit in der perfekten Wohnung mit der perfekten Teetasse in der perfekt manikürten Hand neben dem perfekten Blumenstrauß in der perfekten Vase auf dem perfekten Tisch. Ich gebe in die Suchmaske den Hashtag #plussize ein. Ich finde über vier Millionen Fotos, zu 99 Prozent von Frauen, die stolz ihren Körper zeigen. Mädels mit Bauch – und ich meine wirklich viel Bauch – in engen Hosen und bauchfreien Tops. Dicke Frauen in Bikinis. Von leicht kurvig bis hin zu wirklich fett ist alles dabei – gekleidet in alle möglichen Stile. Manche haben sehr, wirklich seeehr wenig an. Da sind Europäerinnen, Australierinnen, Amerikanerinnen, farbige Frauen, weiße Frauen, Asiatinnen, Latinas. Ich scrolle und klicke und bin einfach nur begeistert, denn eines eint diesen bunten Blumenstrauß an Fotos runder Frauen: Sie sehen gut aus. Sie strahlen aus, dass sie stolz sind auf ihren Körper, glücklich mit ihren Rundungen.

Wow!! Wie cool, endlich sehe ich Frauen, mit denen ich mich identifizieren kann!

Irgendwann landete ich beim Hashtag #bodypositivity. Die Idee dahinter: Dein Körper ist liebenswert. Jetzt! Nicht erst in fünf Kilo. Es ist okay, wie du aussiehst, egal, in welcher Form du aus dem klassischen Schönheitsideal fällst. Cellulite ist etwas komplett Natürliches. Dein Bauch auch. Du darfst dir erlauben, dich selbst schön zu finden. Dein Körper tut so viel für dich, er verdient es nicht, abgelehnt zu werden. Ich bin begeistert.

Doch es geht nicht nur um Schönheit, es geht auch um eine Lebenseinstellung: Wenn du dich selbst liebst, strahlst du das aus – und erlebst auch schönere Dinge. Mich erinnerte das an meine »Erleuchtung« auf dem Schnorchelausflugsboot auf den Philippinen: Ab dem Moment, an dem ich realisierte, dass es komplett wurscht war, wie ich sitzend im Bikini aussah, sah ich alles um mich mit anderen Augen. Ich genoss den Ausblick aufs Meer, spürte den Wind und die kleinen Tropfen Meereswasser, die immer wieder auf meine Haut prallten, sog diesen typischen Geruch, den es nur am Meer gibt, tief in mich ein. Ich war einfach mit Haut und Haaren dort, war ein Teil des Ganzen. Mich nicht mehr auf meine eigenen Makel zu konzentrieren, half, meine Aufmerksamkeit komplett auf meine Umgebung zu lenken. Es waren unfassbar intensive Momente, aus denen ich immer noch Kraft schöpfe.

Die Nacht, in der ich auf Instagram den Hashtag #bodypositivity (auch #bodypositive und #bopo) entdeckte, verbrachte ich mit meinem Tablet auf dem Sofa, sogar das Haareföhnen vergaß ich. Als es schon wieder hell wurde (und die Haare ganz von alleine getrocknet waren), entdeckte ich ein paar neue Stilikonen und Vorbilder für mich.

Da ist beispielsweise Tess Holliday. Tess ist mit etwas über 1,60 m relativ klein, dick (und zwar so richtig, sie trägt die US-Größe 26, das ist umgerechnet Kleidergröße 58) und – wie ich finde – sehr schön. Sie pfeift auf jegliche Konvention, trägt Jeansshorts oder bauchfrei, hat Oberarme, die wahrscheinlich mit so manchem Oberschenkel einer durchschnittlich schlanken Frau mithalten können, und nutzt diese Fläche für die tollsten Tattoos. Sie wiegt 127 Kilogramm und ist das erste Model mit ihrer Konfektionsgröße, das einen Vertrag bei einer klassischen Modelagentur unterschrieben hat.

Tess Holliday hat außerdem eine eigene Bewegung gegründet. Die nennt sich »eff your beauty standards«, was so viel heißt wie »Pfeif auf deine Schönheitsideale«. Auch unter diesem Hashtag finden sich auf Instagram Unmengen an unretuschierten Bildern von echt schönen Menschen. Wenig überraschend gilt Holliday als Role Model für Body Positivity.

Ihr Gewicht ist hoch umstritten. 127 Kilo auf 1,60 m ist unzweifelhaft viel. Noch hat sie keine gesundheitlichen Probleme, von denen man weiß. Aber auch ich denke, puh, das könnte langfristig zum Problem werden. Allerdings hat Tess eines komplett verstanden, was so viele Frauen nicht verstehen: Jede Frau hat das Recht, sich selbst schön zu finden. Völlig egal, ob sie »zu« dick, »zu« dünn oder sonst wie »zu« ist. Und Tess Holliday strahlt genau das auch aus: Sie ist dick, aber es ist schlicht und einfach kein Thema für sie (maximal eines, das ihr gerade zu verdammt viel Erfolg verhilft).

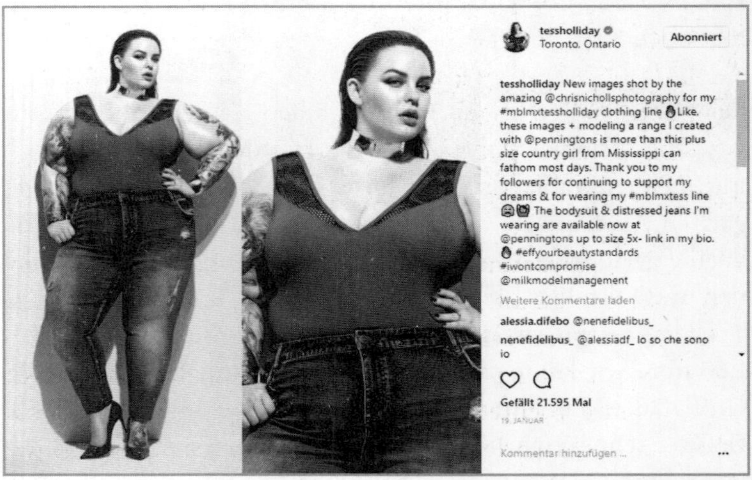
tessholliday
Toronto. Ontario
Abonniert
tessholliday New images shot by the amazing @chrisnichollsphotography for my #mblmxtessholliday clothing line Like. these images + modeling a range I created with @penningtons is more than this plus size country girl from Mississippi can fathom most days. Thank you to my followers for continuing to support my dreams & for wearing my #mblmxtess line The bodysuit & distressed jeans I'm wearing are available now at @penningtons up to size 5x- link in my bio. #effyourbeautystandards #iwontcompromise @milkmodelmanagement
Weitere Kommentare laden
alessia.difebo @nenefidelibus_
nenefidelibus_ @alessiadf_ lo so che sono io
Gefällt 21.595 Mal
Kommentar hinzufügen ...

Doch nicht nur die ganz Dicken begeistern mich. In Megan Jayne Crabbe, eine Britin, verliebe ich mich auf der Stelle. Die ehemalige Magersüchtige hat jetzt ein kleines Bäuchlein und einen runden Popo – ich glaube, sie hat die typisch deutsche Durchschnittsgröße 42 – und wird nicht müde, der Welt per

Instagram mitzuteilen, dass man sich weder für Dehnungsstreifen noch für Cellulite oder Speckrollen am Bauch schämen muss. Täglich erklärt sie mit hinreißenden Bildern ihren fast 900.000 Followern, dass man auf die Waage pfeifen soll, dass es völlig okay ist, sich selbst schön zu finden, dass man sich nicht extra aufhübschen muss, um schön zu sein, und dass man nicht trainieren gehen muss, um sich eine gute Mahlzeit zu erlauben. Die Frau strahlt wie hundert Glühbirnen auf jedem einzelnen Bild.

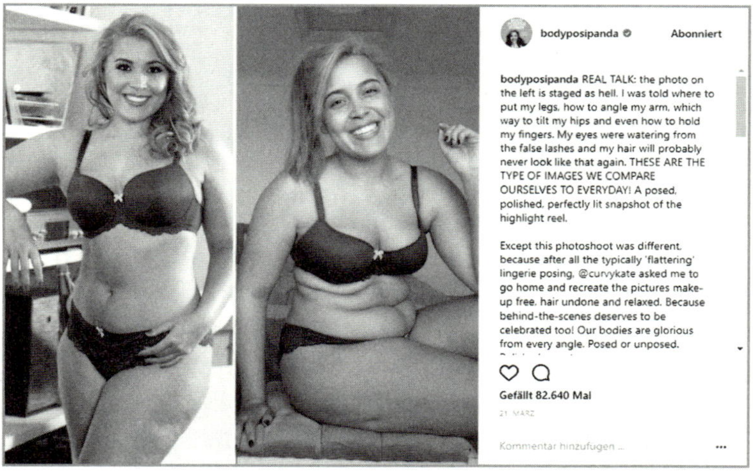
bodyposipanda
Abonniert
bodyposipanda REAL TALK: the photo on the left is staged as hell. I was told where to put my legs, how to angle my arm, which way to tilt my hips and even how to hold my fingers. My eyes were watering from the false lashes and my hair will probably never look like that again. THESE ARE THE TYPE OF IMAGES WE COMPARE OURSELVES TO EVERYDAY! A posed, polished, perfectly lit snapshot of the highlight reel.
Except this photoshoot was different, because after all the typically 'flattering' lingerie posing, @curvykate asked me to go home and recreate the pictures make-up free, hair undone and relaxed. Because behind-the-scenes deserves to be celebrated too! Our bodies are glorious from every angle. Posed or unposed.
Gefällt 82.640 Mal
21. MÄRZ
Kommentar hinzufügen ...

Auch auf dem Account von Allison Kimmey bleibe ich hängen: Allison ist eine US-amerikanische Ehefrau und Mutter. Sie hat ihr Leben lang um eine schlanke Figur gekämpft und selbst bei Größe 38 gedacht, sie sei zu fett. Kurz: Sie hat ihren Körper gehasst. Als ihre Tochter auf die Welt kam, wollte sie ihr diesen Selbsthass nicht vorleben und beschloss, an sich zu arbeiten. Nicht an ihrem Körper, sondern an ihrer Selbstliebe – und genau diesen Weg teilt sie mit fast 160.000 Followern. Auf ihren Fotos in Unterwäsche sieht man Dehnungsstreifen, eine Bauchfalte, verhältnismäßig breite Beine mit Cellulite. Und gleichzeitig sieht man eine Frau, die mit sich im Reinen ist und das auch ausstrahlt.

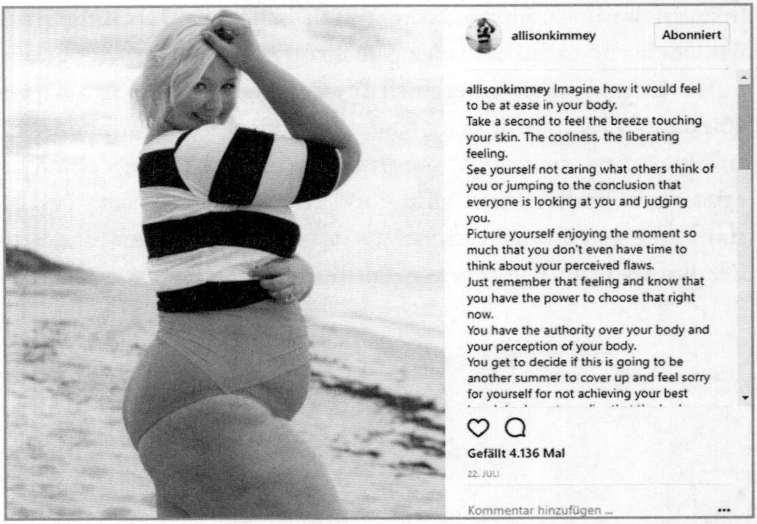
allisonkimmey
Abonniert
allisonkimmey Imagine how it would feel to be at ease in your body.
Take a second to feel the breeze touching your skin. The coolness, the liberating feeling.
See yourself not caring what others think of you or jumping to the conclusion that everyone is looking at you and judging you.
Picture yourself enjoying the moment so much that you don't even have time to think about your perceived flaws.
Just remember that feeling and know that you have the power to choose that right now.
You have the authority over your body and your perception of your body.
You get to decide if this is going to be another summer to cover up and feel sorry for yourself for not achieving your best
Gefällt 4.136 Mal
22. JULI
Kommentar hinzufügen ...

Was ich feststelle in dieser Nacht: Die Menge an runden Frauen, die Fotos von sich in sehr wenig Kleidung online stellen, ist unfassbar groß. Ich sehe Frauen mit famosen Sanduhrfiguren in Reizwäsche, ich sehe dicke, runde Frauen komplett nackt – insgesamt verdammt viel Haut. Es gibt auch sehr viele, die zeigen, wie gut man sich mit Kurven stylen kann, die nicht den Standardmaßen entsprechen. Die darauf hinweisen, welche Marken gute Mode für Plus Size machen. Und die sich genauso wie die klassischen Instagram- und YouTube-Influencer in Szene setzen (ich sag nur Sonnenuntergänge und Kaffee mit viel Milchschaum ...), aber das Ganze eben in dick.

Eigentlich tun sie vieles, was mich an Instagram nervt: Die Frauen stellen sich permanent selbst dar, zeigen auch immer wieder das Gleiche. Trotzdem finde ich es inzwischen super, dass diese Frauen das Selbstbewusstsein aufbringen, sich online so zu zeigen. Erstens freu ich mich für die Frauen, dass sie sich selbst mögen, und zweitens trägt jedes dieser Fotos dazu bei, dass der Blick von uns allen »normalisiert« wird. Viele schreiben, sie haben ein Problem damit, dass ihr Figurtyp in den Medien nicht gezeigt wird, dass sie nicht repräsentiert werden, und dass sie das jetzt einfach selbst in die Hand nehmen und sich zeigen. Ja! Super!

Warum? Weil sie Übergewicht oder sonstige »andere« Figuren selbstverständlicher machen: Schau mich an, ich kann genauso posen wie eine schlanke Frau, ich kann mich genauso stylen und mich genauso auf Fotos darstellen. Ob dieser Selbstdarstellungswahn insgesamt gesund ist, sei dahingestellt – aber dass sich in einer Welt, in der es um jedes Gramm und jede Pore geht, Frauen jenseits dieser klassischen Ideale so cool selbstdarstellen, ist angesichts des herrschenden medialen Drucks schon mal ziemlich spannend.

Ich finde, sich diese Bilder anzuschauen, wirkt wie eine Art Immunisierung gegen den optischen Perfektionierungswahn: Die Frauen entsprechen kein bisschen den Standards, die die »Top-Influencer« definiert haben – und ignorieren es einfach. Sie beweisen, was für ein Schwachsinn diese Anforderungen nach Schlankheit und Perfektion eigentlich ist. Das gefällt mir. Sehr sogar!

Das Wichtigste, was ich in dieser Nacht lerne: Wir alle sind schön. Wir müssen nur wieder lernen, unser aller Schönheit wahrzunehmen. Wir sind so überrollt von dem Schönheitsideal des retuschierten spindeldürren Models, dass wir uns selbst nicht mehr als schön empfinden können.

Übrigens scrolle ich inzwischen fast täglich durch diese Fotos auf Instagram, am liebsten gleich in der Früh, wenn ich gerade aufgewacht bin. Warum? Weil ich danach sehr viel entspannter bin, wenn ich mich selbst im Spiegel anschaue. Und ich bin nicht nur mir selbst gegenüber unkritischer geworden, sondern auch den Frauen gegenüber, die mir auf der Straße begegnen. Ich sehe jetzt viel mehr Menschen, bei denen ich mir denke: Wow, du bist aber eine schöne Person. Ich sehe die »Makel« nicht mehr – oder besser, ich empfinde sie nicht mehr als Makel. Dicke Oberschenkel oder ein Bauch, der alles andere als flach ist, sind in meiner Wahrnehmung normal geworden.

Body Positivity als Bewegung

Body Positivity. Seit ich den Hashtag auf Instagram entdeckt habe, lässt er mich nicht mehr los. Woher kommt der Begriff? Was bedeutet er genau? Nach nur kurzer Recherche stelle ich fest: Body Positivity ist weitaus mehr als nur ein Hashtag – es ist eine ganze Bewegung. Enstanden ist sie in den späten Neunzigerjahren in den USA, um sich gegen all die sozial vorgegebenen Nachrichten an den weiblichen Körper zu wehren und sich gegenseitig gegen Diskriminierung zu bestärken. Ursprünglich identifizierten sich hauptsächlich stark übergewichtige Frauen aus der Fat-Acceptance-Richtung mit Body Positivity. Es ging nicht nur um Selbstakzeptanz, sondern auch darum, politisch ein Zeichen zu setzen.

67 Prozent aller Frauen in den USA tragen mindestens Kleidergröße 42/44. Aber sie sind in den Medien – egal, ob im Fernsehen, in Zeitschriften oder sonst wo – nicht sichtbar. Im wahrsten Sinn des Wortes: Dicke Frauen, Frauen mit dunkler Hautfarbe, Latinas, körperlich behinderte Frauen, Frauen mit besonders auffälligen Körpermerkmalen – all diese Frauen sind medial nicht sichtbar, weil sie schlicht nicht abgebildet werden. Body Positivity ist also aus einer gewissen feministischen Wut und dem Wunsch nach mehr Sichtbarkeit entstanden.

Find ich toll! Aber was ist mit mir, ich trage Größe 42, bin weiß, gesund und blond. Darf ich da jetzt nicht mitmachen?

Doch. Denn bei Body Positivity geht es auch darum, dass alle Körper gute Körper sind.

In den letzten Jahren hat sich Body Positivity weiterentwickelt – und innerhalb der Bewegung ist ein Richtungsstreit entstanden. Während der Begriff (und eben der Hashtag) heutzutage dafür steht, dass Frauen das Recht haben, sich selbst schön zu finden – egal, ob sie gesellschaftlichen Standards entsprechen oder nicht –, ist der ursprüngliche feministische Gedanke des Aktivismus durch Sichtbarkeit etwas verloren gegangen.

Vielen Anhängerinnen (und auch immer mehr Anhängern!) von Body Positivity geht es heute darum, ihren eigenen Körper als Teil von sich selbst zu akzeptieren und lieben zu lernen. In den letzten Monaten wurde viel Kritik laut, da sich durch den immer stärkeren Trend online auch immer mehr konventionell hübsche, schlanke weiße Frauen zu Body Positivity bekennen. Den ursprünglichen Aktivistinnen ist das ein Dorn im Auge, da es für sie die ursprüngliche Motivation aufweicht, gesellschaftlich etwas zu verändern: Die Bewegung sei immer mehr zu einer Bewegung für individuelle Selbstliebe geworden.

Ich selbst find's auf alle Fälle sehr spannend: Klar gibt es unterschiedliche Interpretationen des Begriffs. Aber dass auch Frauen mit Größe 38 auf Fotos stolz ihren Bauch herzeigen und dazu schreiben, wie lange es gedauert habe, bis sie diesen Körperteil an sich annehmen konnten, ist für mich keine Verwässerung der Bewegung, sondern einmal mehr ein erschreckendes Zeichen, dass die gesellschaftlichen Idealbilder einfach nur noch komplett absurd sind.

So viele von uns glauben, dass wir wie die »Vorher«-Bilder in irgendwelchen Magazinen sind, und dass wir uns zu einem »Nachher« entwickeln müssen, um gesellschaftlich attraktiv und erfolgreich zu sein. Dieses »Vorher-hässliches-Entlein-nachher-schöner-Schwan« ist so tief in uns verankert, es wird uns von frühester Kindheit an beigebracht. Und es ist die Wurzel von so viel Unglück, weil die wenigsten sich jemals als den schönen Schwan selbst erkennen.

Ich kenne zum Beispiel unzählige Frauen, die bereits diverse Diätversuche hinter sich haben, die alle gescheitert sind. Das sind jene Frauen, die unbewusst davon überzeugt sind: Wenn sie mal erst zehn Kilo leichter sind, dann werden sich all ihre Probleme von selbst lösen. Ich kenne das sehr gut, ich war jahrzehntelang haargenauso drauf. Und auch bei mir scheiterten die Abnehmversuche kläglich. Ich hungerte, ich aß nur noch Frühstück, ich zwang mich zu Sportarten, die ich bereits nach dem ersten Probetraining hasste. Und ich schaute mich im Spiegel voller Ekel an – mein rechteckiger Hängehintern, meine fetten Oberschenkel, der ganze Wabbel an meinem Körper. Und der Gedanke, wenn ich erst mal einen flachen Bauch hätte, ja, dann würden mir alle zu Füßen liegen, saß unglaublich fest in meinem Hirn. Dann hätte ich auch andauernd gute Laune, und Stress im Job hätte ich auch keinen, alles würde wie von selbst laufen.

Ja, genau. Und ins Büro wäre ich auf einem rosa Einhorn geritten.

Dabei ist es doch eigentlich ganz logisch: Würden wir uns selbst lieben, wie wir sind, und unseren Körper als Teil von uns akzeptieren – wir würden ihn besser behandeln. Wir lieben andere Menschen und wollen, dass es ihnen gut geht. Wir lieben unsere Kinder und achten darauf, dass wir ihnen die Nährstoffe geben, die sie brauchen, um sich gut zu entwickeln. Aber wo sind wir selbst?

Es ist nicht einfach, sich selbst zu lieben, wenn man jahrelang an sich gezweifelt hat. Aber wenn man es schafft, dann entwickelt man echte Dankbarkeit: Dieser Körper, der uns durchs Leben trägt, schafft so unglaublich viel für uns. Dank unseres Körpers leben wir, wir können Freude empfinden, Glück, Verliebtheit, Liebe, das ganze Programm. Wir können auf Berggipfel wandern und den atemberaubenden Ausblick genießen. Wir können im Meer schwimmen und die bunte Fauna und Flora unter Wasser bewundern. Wir spüren im Frühling die ersten warmen Sonnenstrahlen auf der Haut. Wir riechen frisches Heu und fühlen uns sofort in unsere Kindheit zurückversetzt, als wir am Bauernhof Urlaub machten und es nichts Tolleres gab als die Katzenbabys, mit denen wir im Hof spielten. Wir gehen ins Kino und gruseln uns bei Horrorfilmen, sodass sich die Haare auf unseren Unterarmen um einen Stehplatz raufen. Wir streicheln einem Hund durch sein weiches Fell und spüren die Wärme, die von ihm ausgeht. Wir schaffen Produkte – ob Tischlerei oder Strickerei: es fängt immer mit unseren Händen an. Wir können gehen, laufen, springen. Wir leben einfach. Und ich meine das haargenau so pathetisch, wie es klingt.

Und während wir all das empfinden und tun, leistet unser Körper ganze Arbeit. Unsere Organe sind perfekt aufeinander abgestimmt, und jedes Organ für sich hat eine lebenswichtige Funktion. Im Grunde sind wir wie Autos mit wenig Elektronik: Oben kommt Treibstoff rein, wird in der Mitte so verarbeitet, dass möglichst viel Energie entsteht, und hinten kommen die nicht verwertbaren Bestandteile des Treibstoffs wieder raus. Aber damit das auch so anstandslos funktioniert, müssen wir auf diese Maschine achten – mit einem Auto muss man hierzulande ja auch regelmäßig zum Service, und wer schon einmal sein Auto falsch betankt hat, weiß, was da passiert: Nichts geht mehr.

Selbstliebe führt also zu einem gesünderen Lebensstil – man ist dankbar für den eigenen Körper und will ihm Gutes tun. Es geht jedoch nicht um Sport und Diät, es geht um ganzheitliche Gesundheit, und das schließt geistige Gesundheit mit ein. Die Gründerinnen der Body-Positivity-Bewegung in den USA, Connie Sobczak und Elizabeth Scott, haben es folgendermaßen definiert: »Gesundheit erkennt die Vernetzung von physischen, psychologischen und emotionalen Bedürfnissen in den Menschen.« Das heißt: Man lebt gesünder, wenn man emotional, geistig und körperlich mit sich im Reinen ist.

Und genau das ist das Ziel dieser wunderbaren Bewegung, Richtungsstreit hin oder her: »Body Positivity lehrt die Menschen, wie man Konflikte mit dem eigenen Körper überwindet, damit sie ein glücklicheres und produktiveres Leben führen können. Das Ziel von Body Positivity ist Selbstliebe und Selbst-Wertschätzung. Die Body-Positivity-Bewegung will Frauen darin ermutigen, positiv durchs Leben zu gehen und sie dazu inspirieren, ihre Gesundheit und ihre Schönheit zu schätzen und positive Veränderungen im eigenen Leben und der Welt zu erreichen.«

Bodyshaming

* Im Bild: Eine Frau vor einem Kinoeingang, mit einer Schachtel Popcorn in der Hand.
  Unter dem Bild schreibt jemand: »Ach, da haben die Kinomitarbeiter das ›Wale nicht füttern‹-Schild wohl nicht gesehen!«
* Im Bild: Vier dicke Frauen, die in ihren neuen Bikinis am Beckenrand eines Pools sitzen.
  Unter dem Bild schreibt jemand: »Die armen Wale, die gehören doch zurück ins Meer!«
* Im Bild: Eine dicke Frau im Bikini geht freudestrahlend ins Meer.
  Unter dem Bild schreibt jemand: »Wie sich der Meeresspiegel auch ganz ohne Klimawandel heben kann!«
* »Fette Schlampe.«
* »Du bist ja nur zu faul zum Abnehmen, du dummes Stück Scheiße.«
* »So wie du aussiehst, brauchst du dich nicht zu wundern, dass deine Wünsche nicht in Erfüllung gehen.«
* »Du verfickte, fette, fette, fette Schlampe!«
* »Wie fett und hässlich, Mann, ey, wer dich auf die Erde gebracht hat, gehört erschossen.«

Das sind alles Kommentare, die ich unter Facebookfotos, Instagrambildern oder YouTube-Videos lese (und zwecks der Lesbarkeit ihrer Rechtschreibfehler entledigt habe). Fett ist gleich dumm, fett ist gleich Schlampe.

Das Internet hat unsere Kommunikation demokratisiert – euphemistisch ausgedrückt. Im Klartext: Jeder Mensch mit Internetanschluss kann seine Meinung absondern, völlig egal, ob er oder sie auch nur den geringsten Tau von dem Thema hat, das er behandelt. Unter dem Schlagwort »Das wird man ja wohl noch sagen dürfen« ist es salonfähig geworden, andere Menschen zu beleidigen.

Ich bin der größte Fan mutiger Menschen, die Tabus brechen. Aber dass im Internet Tabus gefallen sind, was den persönlichen Umgang miteinander angeht, ist einfach nur furchtbar. Kann sich bitte mal wer überlegen, was solche Kommentare mit den Empfängerinnen machen?

Tess Holliday zum Beispiel bekommt bei jedem ihrer Postings derartige Kommentare, und sie reagiert gar nicht darauf. Darauf hingewiesen sagte sie einmal in einem Interview schulterzuckend: »You can't fight stupid« – Dummheit kann man nicht bekämpfen. Auf gewisse Weise hat sie natürlich recht. Dennoch bleibt das bittere Gefühl im Bauch: Wieso dürfen die das? Warum nehmen sich Trolle das Recht heraus, andere so zu beleidigen und auf deren Kosten wild rumzuschimpfen?

Jedes Mal, wenn ich solche Kommentare lese, denke ich mir: Bitte was genau läuft in deinem Leben gerade schief, dass du so einen Müll absondern musst, und dass es dir anscheinend ein Anliegen ist, dir gezielt Fotos von Menschen, die dir nicht gefallen, anzuschauen, damit du diese dann beleidigen kannst? Hat die Mami dir früher die Nachspeise weggenommen? Haben deine Mitschüler dich gemobbt, und diesen Druck musst du jetzt weitergeben?

Auf die Gefahr hin, dass ich mich jetzt spießig anhöre: Ich finde es schade, dass eine so wunderschöne und lebensverändernde Erfindung wie Social Media einhergeht mit einem unglaublichen Verlust an gegenseitigem Respekt. Worte sind Waffen, Worte tun weh. Wenn eine dicke Frau stolz ein Foto postet, das sie voller Lebensfreude zeigt, und darunter jemand »Du fette Sau« schreiben muss, dann tut das weh. Und ist einfach nur unnötig. Und es geht ja nicht nur anders Aussehenden so – auch der Umgangston im politischen Bereich wird immer rauer. »Willkommensklatscher« oder »grüne Affen« sind da noch die netteren Beschreibungen.

Aber Tess Holliday hat wahrscheinlich wirklich recht: Dummheit kann man nicht bekämpfen. Man kann nur hoffen, dass es den Trollen irgendwann mal zu langweilig wird, in den luftleeren Raum hineinzuschimpfen.

Unglücklich dick ist unglücklich im Leben

Ein negatives Körperbild hat weitreichende Folgen. Es hört ja nicht auf bei der Ablehnung dessen, was einen da im Spiegel anschaut. Wer sein Äußeres nicht mag, lehnt sich selbst ab – manche tun das ein Leben lang. Denn aus einem negativen Körperbild kann so viel Schlechtes entstehen:

* Findest du dich selbst hässlich, traust du dir weniger zu. Traust du dir weniger zu, nutzt du die Chancen, die sich dir bieten, weniger. Ein Teufelskreis.
* Mit niedrigem Selbstwertgefühl große Karriere zu machen, stelle ich mir beispielsweise eher schwierig vor.
* Wer kennt die Gedanken nicht? Zum Beispiel: »Ich gehe erst ins Schwimmbad, wenn ich fünf Kilo weniger habe.« Oder: »Ich möchte ja mal wieder Dates haben, aber dazu muss ich zuerst abnehmen.« Warum nicht jetzt schon? Warum legen wir unser eigenes Leben in die Warteschleife, nur weil wir keine »Idealmaße« haben?
* Eine totgehörte Phrase: »Wenn du dich selbst nicht liebst, wie soll dich dann jemand anderer lieben?« Natürlich ist da viel Wahres dran. Aber wie soll das gehen, wenn wir uns permanent selbst Makel einreden?

Wir machen uns selbst unglücklich, weil wir unsere Körper ablehnen. Das muss ich ändern. Jetzt, sofort.

Ich stelle mich vor den Spiegel und betrachte mich lange und ausgiebig. Nach und nach ziehe ich meine Kleidung aus, bis ich nur noch in Unterhosen dastehe. Ich streiche über meinen rechteckigen Po, meine Dellen auf den Schenkeln, meine wabbeligen Knie, meinen noch viel wabbeligeren Bauch und meine jedes Jahr weiter gen Süden strebenden Brüste. Ich zwinge mich dazu, nicht sofort negativ zu denken, sondern schlicht und einfach die haptische Erfahrung wahrzunehmen. Weiche Haut. Kurven. Ich schaue mir auch selbst in die Augen. Und plötzlich sage ich laut: »Nunu, du bist schön! Und dein Körper ist es auch!«

Zugegeben, ich komme mir in dem Moment leicht idiotisch vor, nachmittags nackt vor meinem Ganzkörperspiegel, Selbstgespräche führend. Aber irgendetwas macht »klick« in mir. Ich fühle mich plötzlich stärker. Könnte da wirklich was dran sein, an diesen ganzen Aussagen à la »Wenn man sich selbst wertschätzt, übersteht man die heftigsten Stürme«?

Auch wenn es im ersten Moment überheblich wirkt, ist diese Art Selbstbestätigung jedenfalls wirklich sehr empfehlenswert. Mehrmals pro Woche mache ich das inzwischen: Ich stelle mich vor den Spiegel, schaue mich an und sage laut (okay, das geht besser, wenn man allein wohnt, zugegeben): »Du bist schön. Du hast schöne Augen. Deine Haare sehen heute toll aus. Das Outfit ist dir heute mal wieder richtig gelungen. Deine Beine sind herrlich lang. Um deinen Busen beneidet dich Kirsten, und die Frau sieht so toll aus, da wird wohl was dran sein, dass der schön ist. Ich mag deine Sommersprossen und deine große Narbe am Schlüsselbein. Du bist echt schön, wenn du lächelst.«

Gut, die gesamte Rede halte ich mir nicht jeden Tag, aber es ist immer zumindest ein Teil dieser Sätze dabei. Und es hat einen spannenden, aber logischen Zusatzeffekt: Nicht nur ich fühle mich sicherer in meiner Haut, sondern es regnet seither signifikant mehr überraschende Komplimente von »außen«. Könnte das unter Umständen daran liegen, dass Menschen, die sich ihrer selbst sicher sind und sich wertschätzen, genau deshalb glücklicher sind und daher mehr Attraktivität ausstrahlen?

»Guten Morgen, Nunu, du hast einen tollen Hintern.« Ja, man kommt sich manchmal vor, als ob man gewaltig und mit Anlauf einen an der Waffel hätte. Aber dieses Spiegelding wirkt, ehrlich!

Voll in die Falle

Na toll. Da habe ich geglaubt, endlich an dem Punkt zu sein, wo ich es sowohl im Kopf als auch im Bauch verstanden habe: Fuck Beauty. Du bist jetzt schon schön. Nicht erst in fünf Kilo. Doch man muss aufpassen wie eine Verrückte, Rückfälle lauern überall.

Es ist so lächerlich. Mella, eine der wenigen Freundinnen, die mich noch um ein paar Zentimeter überragen, lädt mich zum »Pre-Tausch«, weil ich keine Zeit habe, zu ihrer Tauschparty zu kommen. Das lass ich mir nicht zweimal sagen. Ich weiß, da warten Hosen auf mich, die mir in der Länge passen könnten, sogar zu lang sein könnten.

Sie legt mir zwei Paar Hosen hin, eine rote Chino in Größe 42 und eine Jeans in 31. Die Chino passt. Eng, aber passt. »Die leiert noch aus«, meint Mella. Ich ärgere mich ein bisschen, dass sie so eng ist, beschließe aber sofort: Okay, das ist nicht schlimm. Das ist eine Woche »sich zusammenreißen« beim Essen und dann geht die. Und gleichzeitig weiß ich: Moment, genau diese Gedanken wollte ich doch eigentlich nicht mehr haben? Ich wollte doch nur noch Sachen tragen, die mir wirklich passen, und mich nicht von Kleidergrößen beeinflussen lassen?

Dennoch nimmt das Drama seinen Lauf:

Denn die Jeans, hach, die Jeans ist so wunderschön. Sie hat

gerade, weite Beine und ist unendlich lang (für große Frauen wie mich gibt es ja nichts Schöneres als eine zu lange Hose). Sie hat genau das richtige Blau, hat keine hellen Waschungen, alles super. Und: Sie hat nicht das kleinste Prozent Elasthan. Vor mir liegt hundertprozentige Baumwolle. Ich habe bereits beim Ansehen der Hose das Gefühl: Uh, das könnte eng werden. Da bringe ich meinen Hintern wohl nicht wirklich rein.

Und genau das tritt auch ein. Ich bekomme die Hose gerade mal bis zur Beuge, mein Hintern gibt mir deutlich zu verstehen: Nein, es ist egal, wie du dich jetzt windest und plagst: Ich. Will. Da. Nicht. Rein. Und das ist auch kein Fall von »Ach, nur drei Zentimeter mehr und dann würde sie passen, wenn ich mich flach auf den Rücken lege«. Nein, wir sprechen hier von »in diesem Leben absolut keine Chance«.

Und was mache ich? In mir geht umgehend das altbekannte Programm los: »In die hungere ich mich rein, und wenn es das Letzte ist, was ich tue! Die häng ich mir gut sichtbar an die Badezimmertür, damit ich sie jeden Tag in der Früh sehe, als Motivator! Spätestens in einem halben Jahr passt mir die und dann hau ich alle um in dieser unglaublich tollen Jeans! Ich werde sie zu meinen Plateau-Boots und einem schwarzen Rollkragenpullover kombinieren, boah, ich werde aussehen wie Farah Fawcett!«

Mella lächelt milde, versucht aber, hilfreich zu argumentieren: »Schau mal, die wird dir sicher ein Stück zu lang sein, das heißt, du kannst von unten Stoff nehmen und einen Keil hinten reinnähen, das hab ich bei einer Hose auch mal machen lassen!«

Ganz ehrlich: Auch ein Keil würde da nicht helfen. Da würden nur mindestens siebzehn Kilo weniger helfen. Trotzdem gehe ich sofort drauf ein: »Ja! Gute Idee! Das mach ich! Ich hab sowieso schon so lang nicht mehr genäht, und mir letztes Jahr erst Nähnadeln für Jeans gekauft!«

Die beiden Hosen kommen also mit heim. Zu Hause starte ich am nächsten Morgen (morgens ist man ja bekannterweise viiiiiel schlanker als am Abend) noch einen Versuch, vielleicht geht sie ja doch über den Hintern, vielleicht war ich gestern Abend ja nur aufgequollen und verschwitzt vom Radfahren?

Ja, ich bin so doof.

Nein, mein Wunsch geht natürlich nicht in Erfüllung.

Und die Selbstkritik geht sofort und ohne Umschweife los: »Du bist so fett. Du hast schon wieder so zugenommen. Du bist so hässlich. Du passt in keine Hosen von Mella rein, dabei hattet ihr letztes Jahr noch die gleiche Hosengröße. Du bist fett fett fett fett fett.«

Erst im Laufe des Tages schaltet sich mein Hirn wieder ein: Moment mal, ist es nicht egal, ob ich dicker oder dünner als Mella bin? Warum mache ich so ein Theater darum? Ich schau heute nicht anders aus als gestern und nicht anders als vorgestern. Und bevor ich diese verdammte Hose anprobiert habe, habe ich mich ziemlich okay gefühlt. Ich lasse mir also immer noch von einer Zahl und ein paar Zentimetern Stoff derartig die Laune verhageln? Au weia.

Mit einem Mal komme ich mir wahnsinnig scheinheilig vor. War das nicht ich, die erst vor Kurzem mit einer Freundin darüber diskutiert hat, wie egal Hosengrößen sind? Sie schrieb damals, dass sie es hasst, wenn sie in Hosen herumläuft, in denen sie sich nicht wohlfühlt, da sie dann so unzufrieden mit ihrem eigenen Körper sei: »Ich möchte das gerne loswerden, dieses überkritische Selbstbeäugeln! Ich muss keine Modelmaße haben, um glücklich und fröhlich zu sein! Ich glaube, es ist nachhaltiger, an seinem Selbstbild, als an seiner Figur zu arbeiten.« Ich stimmte ihr aus voller Überzeugung zu, schrieb, dass es doch komplett egal sei, wie viel man wiege, es liege ja alles nur an der Ausstrahlung. Aber kaum läuft mir eine Hose über den Weg, in die ich nicht reinpasse, bin ich geknickt bis dorthinaus und habe gefühlt all das vergessen. Himmel noch mal!

Meine Reaktion erinnert mich an etwas, was ich schon vor einiger Zeit gelesen habe: In ihrem schlauen Buch »When Women Stop Hating Their Bodies« schreiben Jane R. Hirschmann und Carol H. Munter, dass das, was ich da gerade rund um die zu enge Jeans durchmache, »Bad Body Thoughts« seien, also schlechte Körpergedanken. Und dass solche Bad Body Thoughts nie etwas mit dem Körper selbst, sondern mit anderen, unbewussten Problemen zu tun haben. Als ich diese Theorie das erste Mal las, dachte ich noch: »Boah, das stimmt nicht. Aber so was von nicht. Ich hass nicht mein Leben, ich hasse meine fetten Oberschenkel, fertig!«

Aber die beiden beschreiben sehr schlüssig, dass in unserem Hass oder unserer Abneigung gegen unsere eigenen Körper viel mehr steckt. »Wir leben in einer Gesellschaft, in der Fett schlechtgemacht wird. Jedes Mal, wenn eine Frau sagt, sie sei fett, sagt sie eigentlich: ›Da stimmt etwas nicht mit mir.‹ Jedes Mal, wenn sich eine Frau fett fühlt, fühlt sie (durch die Bedingungen, die in unserer Gesellschaft herrschen) Selbsthass und Selbstablehnung. Die bedrückende Wahrheit ist, dass unsere Gesellschaft diese Selbstablehnung von Frauen sogar noch unterstützt und fördert.«

Womit ich wieder bei der Gesellschaft und dem Feminismus bin. Es ist anstrengend, aber man muss sich einfach immer wieder die Frage stellen: Wer sagt denn bitte, dass ich fett bin, nur weil ich in Mellas Hose nicht reinpasse? Wer sagt, dass mein Körper aussehen muss wie ihrer? Wer sagt, dass mein Hintern zu groß ist? Und was ist bitte falsch daran, einen großen Hintern zu haben?

Die bittere Antwort ist: Ich selbst. Ich selbst erkläre mir den Krieg, weil irgendwelche Näherinnen in Fernost auf Basis eines von irgendeinem Designer in Europa entworfenen Schnittmusters Stoffteile zusammengenäht haben und – wie konnten sie es nur wagen! – dabei nicht daran gedacht haben, dass diese Hose bitte unbedingt der Nunu aus Wien passen muss, weil sonst hasst sie sich selbst, die Arme.

Die Waffen für diesen Krieg gegen mich selbst liefert mir die Gesellschaft genauso munter wie Deutschland die seinigen nach Saudi-Arabien. Von außen betrachtet ist die Situation klar: Täglich werde ich mit Hunderten Einflüssen »beschossen«, wie ich als Frau auszusehen habe – und nicht immer bin ich stark genug dagegenzuhalten.

Hirschmann und Munter haben dazu folgende Theorie: Wenn man zum Beispiel denkt, man sei fett, attackiert man seinen eigenen Körper, anstatt sich zu erlauben, etwas anderes zu fühlen oder zu denken. Letztendlich bedeuten solche negativen Körpergedanken, dass man den Bezug zu sich selbst verliert und sich so quasi nicht mehr spürt. Stattdessen spürt man nur: Ich bin fett. Das Praktische daran ist, dass man sich damit eine sehr konkrete Antwort geben kann: »Ich fühl mich scheiße. Ich bin fett. Deshalb fühl ich mich scheiße.« Aus diesem Gedankengang entstehen dann diese Traumbilder: »Wenn ich erst schlank bin, ist mein Leben perfekt. Wenn ich erst schlank bin, hab ich keine Probleme mehr.« Und das Erschreckende: Wo fängt Schlanksein an? Ich kenne Frauen, die Größe 36 tragen und sich für fett halten.

So altklug das jetzt klingt, es ist einfach logisch: Man kann auf Diät gehen, man kann sich in eine Hose einer Freundin hineintrainieren, aber seine echten Probleme kann man nicht weghungern. Da muss man schon genauer hinschauen.

Und jaaaaa, ich weiß das inzwischen alles, und es wäre wirklich einfach, die gesamte Schuld auf »die Gesellschaft« zu schieben. Dennoch muss ich bei mir ansetzen. Ich kann einfach nur den privaten Selbsttherapieversuch starten – und möglichst vielen Menschen davon erzählen, um nicht die Einzige zu bleiben.

Die Jeans gebe ich Mella übrigens zwei Tage später zurück.

Falle Nummer Zwei

Ich stelle es momentan wirklich täglich fest: Sich selbst ein positives Körperbild beizubringen, wenn man es nicht von Grund auf gelernt hat, ist die härteste Aufgabe, der ich mich je gestellt habe. Die Sache mit Mellas Hose grummelt noch in mir herum, als ich ein paar Tage später durch die Stadt spaziere und an einem Secondhandladen vorbeikomme.

In diesem Laden finde ich eine altrosé-farbene Sommerhose. Und weil Altrosé zur Zeit mein neues Türkis ist, sehe ich sie mir genauer an. Zuerst schaue ich aufs Label: Größe 40. Verdammt. Passt sicher nicht. Wobei: Die hat einen ziemlichen Stretchanteil. Und so schmal wirkt die auch gar nicht. Ob ich die mal anprobieren soll? Schlimmer als Mellas Hose kann's ja nicht werden.

Dann gehe ich innerlich meine drei heiligen Einkaufsfragen durch: Brauch ich die wirklich? Nein, ich hab doch die rote Hose von Mella. Aber rot und altrosé ist gaaaanz was anderes, die kombiniert man ja ganz anders. Will ich die wirklich? Na klar, ist ja Altrosé! Passt mir die wirklich? Nun ja. Ähm. Verdammt. Soll ich?

Nach gefühlten drei Salti in meinen Gehirnwindungen wage ich die Mutprobe und probiere sie an. Und siehe da: Ich komme rein, und sie geht zu. Eng, aber nicht zu eng, sie passt schlicht und einfach. Ich bin sprachlos. Was sich jedoch nicht ändert: Ich brauche sie nicht wirklich.

Und trotzdem kaufe ich sie. Größe vierzig! Ich passe in Größe vierzig! Ich verlasse den Laden beschwingt und glücklich, die Glückshormone in meinem Hirn tanzen wohl gerade Walzer.

Zu Hause angekommen bewundere ich mich zwar selbst noch mal kurz vorm Spiegel und kann es immer noch kaum glauben, aber irgendwie macht sich in meiner Magengegend ein sehr flaues Gefühl breit:

Ich habe genau gar keine andere Figur als vor drei Tagen bei Mella.

Ich habe nicht ein Gramm abgenommen.

Ich sehe genau gleich aus.

Ich bin todtraurig, wenn mir eine Hose in einer bestimmten Größe nicht passt.

Ich bin überglücklich, wenn mir eine Hose in einer für mich überraschend kleinen Größe passt.

Also genau die gleichen Effekte. In mir geht genau das Gleiche ab, einmal in positiv, einmal in negativ. Und beide Male hat es damit zu tun, dass ich mich mit meinem Körper anscheinend immer noch nicht so wohlfühle, wie ich eigentlich dachte.

Unglaublich, ein kleiner Einnäher in einem Kleidungsstück, auf dem eine Zahl steht, kann mich in beide Richtungen der Skala emotional aushebeln. Das ist definitiv nicht Body Positivity.

Superpush

Jetzt muss es sein. Ich vermeide es, so lange es irgendwie geht, aber jetzt ist es an der Zeit: Ich brauche einen neuen BH. Wie sehr ich das hasse. Seit Jahren frage ich mich: Gibt es eigentlich nur einen idealen Busen? Nachdem ich es bisher nicht geschafft habe, gute, fair produzierte BHs in meiner Größe zu bekommen, mache ich mich bei den üblichen Verdächtigen auf die Suche. Viel erwarte ich mir sowieso nicht.

Aber juhu, der Textilschwede und andere Ketten schaffen es dennoch, meine Erwartungen noch mal zu unterbieten! Was ich finde, sind Unmengen an BHs in den Körbchengrößen B und C – mir also allesamt zu klein. In größeren Größen finde ich nur Sport-BHs. Und so sehr ich diese angenehmen und schnelltrocknenden Teile mag: Auch mir steht manchmal der Sinn nach Spitze.

Chancenlos. Die bekomme ich nur in Spezialgeschäften um den dreifachen Preis (den er sicherlich im Gegensatz zur fernöstlichen Billigproduktion auch wert ist, trotzdem ärgere ich mich in diesem Moment).

Doch was das Absurdeste ist: Fast alle BHs, die ich finde, sind entweder einfach nur abgeschnittene Tops ohne jeglichen Halt für wirklich extrem kleine Brüste – oder sie sind gepolstert. Der Textilschwede unterscheidet sogar zwischen »Push« und »Superpush« (oder so ähnlich, ich habe den genauen Namen verdrängt). Einfach nur »Bitte schön, das sind meine Brüste, die brauchen einen passenden BH« zu denken, haben wohl schon verdammt viele Frauen verlernt. Es muss mehr sein, größer, aber es muss starr halten. Wackeln darf da gar nix. Wackeln dürfen nur die ganz kleinen, zarten A-Körbchen.

Ich kann mich noch erinnern, als die Wonderbras aufkamen. Da sagte meine Mutter lachend: »Irgendwann muss man den auch ausziehen. Und das ist dann doch für alle Beteiligten enttäuschend.« Aber ich dachte, wie gern ich so kleine Brüste hätte, für die ich im Grunde keinen BH bräuchte, und wie froh ich wäre, wenn ich mit so herrlich kleinen Brüsten dann einen Wonderbra tragen und einen wunderschönen Ausschnitt zaubern könnte ...

So sehr hasste ich meine großen Brüste.

Inzwischen hasse ich zwar meine Brüste schon lange nicht mehr, dafür aber den Akt des Verpackens. Also zumindest den des Suchens einer neuen Verpackung. Liebe Bekleidungsindustrie: Frauen haben auch andere Körbchengrößen als 75B oder 80C. Ist das auch so ein Ideal, wie man auszusehen hat?

Aber warum gibt es dann so viele Frauen, die gerne größere Brüste hätten, und zwar weit jenseits von C? Das ist doch wieder so ein Absurdum: Es gilt, schlank und fit und durchtrainiert zu sein, aber die Brüste müssen zuckermelonengroß sein. Wer sich schon mal ein paar Kilo runtertrainiert hat, wird es wissen: Es ist eine maßlose Ungerechtigkeit der Natur, aber an den Brüsten nimmt man meistens als Erstes ab. Megaschlank sein und große Brüste haben heißt also entweder, genetisch gesegnet zu sein – oder man muss nachhelfen, um dem Ideal zu entsprechen.

Aber ich komm vom Thema ab. Zurück zu euch, liebe Bekleidungsindustrie: Wenn ihr jetzt schon »Plus Size« zu Recht als den neuen Zukunftsmarkt entdeckt, könntet ihr dann bitte BHs auch gleich mitdenken? Danke!

»Querstreifen machen dick«

Plus-Size-Mode schafft es immer öfter in klassische Medien. Eigentlich sollte das ja ein Grund zur Freude sein. Aber gefühlt in jedem zweiten Artikel in Sachen Plus Size geht es vor allem um das richtige »Kaschieren« von »Problemzonen«. Langsam, aber sicher werde ich unglaublich allergisch auf diesen Begriff. Kaschieren.

Medien und Kleidungsindustrie erklären mir, wie die ideale Figur aussieht. Diese ideale Figur ist in diesem Leben für mich nicht erreichbar – und für die überwiegende Mehrheit aller Frauen ebenso wenig. Wenn man keine ideale Figur hat, soll man sich verstecken. Es ist komplett egal, in welche Richtung man »aus dem Ideal« schlägt.

Querstreifen machen dick.
Längsstreifen machen schlank.
Knubbelige Knie muss man immer verstecken.
Dicke Oberarme müssen bedeckt sein.
Kleine Frauen sollten keine Ankle-Jeans tragen.
Weiß macht dick.
Samt macht dick.
Riemchenschuhe und Keilabsätze verkürzen die Beine.
Große Frauen sollten eher Maxikleider als Miniröcke tragen.
Große Frauen brauchen große Accessoires.

Bei einem großen Busen sollte man keine großen Ketten tragen, sondern zarte, lange.
Kleine Frauen sollten keine großen Handtaschen tragen.
Runde Frauen sollten keine kleinen Handtaschen tragen.
Dreiviertel-Ärmel lassen Arme dick wirken.
Ab dreißig keine Miniröcke mehr.
Bei großer Oberweite keine Rollkragen.
Schwarz macht schlank.
Gemusterte Strumpfhosen machen dicke Beine.
Eine sichtbare Bauchfalte muss unbedingt kaschiert werden.
Keine großflächigen Blumendrucke oder andere Muster für dicke Frauen.
Auf keinen Fall enge Kleidung bei Speckröllchen.

Ich könnte die Liste endlos fortsetzen.

»Wir sind vielleicht nicht zwingend Menschen, die kleine Details wahrnehmen, aber ihr Frauen haltet uns schon für besonders blöd, oder? Wenn eine Frau vor mir steht, dann seh ich sehr wohl, was für eine Figur sie hat – zumindest kann ich es mir vorstellen. Aber ihr denkt, dass ich total überrascht und enttäuscht bin, wenn ich euch nackt sehe und ihr keinen flachen Bauch habt? Himmel noch mal, ›ich sehe euch nackt‹ und ›enttäuscht‹ in einem Satz – so was gibt es in meiner Welt nicht!«, lacht ein Freund von mir, als ich ihm von meiner Beobachtung erzähle, wie unglaublich viele Moderegeln Frauen sich setzen.

Die Vorstellung ist schon lustig: In Schwarz gekleidet einen tollen Mann treffen, bei den Dates immer nur Schwarz tragen, und wenn man dann im Bett landet und sich nackt zeigt, ruft der Kerl: »Huch, du bist ja fett!«, zieht sich wieder an, rennt zitternd von dannen und ward nie wieder gesehen.

Genau. Ganz sicher.

Ja, jede Frau hat ihre Stellen am Körper, die sie nicht so gern zeigt. Für mich ist es der Bauch. In einem bauchfreien Shirt meine Wohnung zu verlassen, wäre mehr als nur eine Mutprobe für mich. Aber wieso darf ich mich nicht so anziehen, wie ich es will? In Querstreifen, gemusterten Strumpfhosen und einer fetten bunten Statementkette (vielleicht nicht alles auf einmal, zugegeben, aber hey, es geht mir ums Prinzip!)?

So unglaublich viele Frauen halten sich für zu dick. Sie sind der Meinung, dass sie zu viel Platz einnehmen. Also verstecken sie ihre Rundungen, damit sie weniger wahrgenommen werden. Damit sie nicht beleidigt werden, leugnen sie auf gewisse Art ihre Weiblichkeit mit geraden Schnitten, die ihre Kurven verstecken. Aber leider, die traurige Wahrheit ist: Wer so dumm und gemein ist, andere aufgrund ihrer Figur beleidigen zu wollen, den halten Farben oder Schnitte von Kleidung auch nicht auf.

Wo fängt Plus Size an?

Apropos Plus Size: Mit spezieller Mode für Frauen jenseits der konventionellen Größen habe ich mich nie ernsthaft beschäftigt. Auf meinem Blog ichkaufnix.com forderte mich zwar immer wieder eine Leserin auf, mich mal mit ökologisch und fair produzierter Mode jenseits der Standardgrößen auseinanderzusetzen. Ja, es gab wirklich kaum etwas, aber so wirklich weh tat mir das nicht. Ich dachte, mei, dann muss man sich die Sachen halt selbst nähen. Oder nähen lassen. Das ist dann wenigstens fair, wenn's auch nicht aus ökologischer Produktion ist. Aber wirklich ernst nehme ich diese »Lücke« im Angebot der fairen Mode erst jetzt. Also, liebe ProduzentInnen und DesignerInnen fairer und ökologischer Mode: Bitte produziert nicht nur in extra kleinen Größen, sondern auch in extra großen.

Das bringt mich zu einem anderen Thema: Wo fängt im Modehandel eigentlich »Plus Size« an? Bei einer berühmten spanischen Modekette mit einem sehr fruchtigen Namen bei Größe 40! Im Jahr 2014 lancierte sie nämlich mit großem medialen Pomp ihre neue Übergrößen-Linie, beginnend bei dieser komplett normalen Kleidergröße für schlanke Frauen. Und das, während beispielsweise die deutsche Durchschnittsfrau Größe 44 trägt. Nur wer Größe 38 und kleiner trägt, ist also laut Mango schlank, Tausende Frauen werden als übergewichtig stigmatisiert. Auf der Protest-Plattform chance.org unterschrieben 85.000 Frauen eine Petition gegen den Modehändler.

Die Reaktion von Mango war sehr fadenscheinig (lustige Metapher für einen Modehersteller, finde ich): Sie betonten, man habe sich bemüht, Schnitte für verschiedene Frauentypen und Größen zu finden. Damit wollte man bequeme, moderne und feminine Stücke schaffen.

Na komm. Das ist aber schon ein bissl sehr schal im Abgang, da schmeckt ja abgestandener Prosecco noch besser.

Doch Mango (die inzwischen ab Größe 42 mit ihrer »Übergrößen«-Linie beginnen, was jetzt auch keine rasende Verbesserung ist) sind nicht die Einzigen, die Plus Size definitiv falsch interpretieren.

* Manche Plus-Size-Models wie Robyn Lawley tragen maximal Größe 38 – und haben eine Figur, die der von Marilyn Monroe oder Sophia Loren ähnelt. Was früher als supersexy galt, gilt heute als Plus Size.
* Calvin Klein präsentierte 2014 in seiner aktuellen Unterwäsche-Kampagne Myla Dalbesio als das erste Plus-Size-Model, das für die Marke posen durfte. Auf den Fotos ist aber kaum ein Unterschied zu den übrigen Models der Kampagne zu erkennen. Sie trug Größe 38.
* Das US-Magazin »Glamour« bezeichnete die US-Schauspielerin und Komödiantin Amy Schumer als Plus Size. Sie wehrte sich: Auf Twitter und Instagram schrieb sie, dass Plus-Size-Frauen wunderschön und gesund aussehen würden, und nichts an ihnen falsch sei. Aber: »Junge Mädchen sehen meine Körperformen und denken sich, das sei bereits Plus Size. [...] Das Fazit muss sein, dass wir mit diesen unnötigen Kategorisierungen, die für Frauen reserviert zu sein scheinen, aufhören müssen.«
* In Sachen Wirkung auf junge Mädchen ist mein liebstes Negativbeispiel die italienische Modemarke Brandy Melville. Ihre Verkaufsstrategie: One size fits most – eine Größe passt

fast allen. Dumm nur, wenn diese Größe irgendwo zwischen Small und Extra-Small angesiedelt ist (und das in Italien, dem Land von Sophia Loren und Pasta ...). Und gefährlich, wenn die Modemarke sich besonders junge Mädchen als Zielgruppe ausgesucht hat. Unter 13-, 14-Jährigen ist Brandy Melville im wahrsten Sinne des Wortes ein Maßstab: Passt man in die Kleidung rein, gehört man zum Club der »coolen« Mädchen. Passt man nicht rein, ist man fett.

* Eine ähnliche Marketing- und Verkaufsstrategie fuhr Abercrombie & Fitch, ein US-Unternehmen: Kleidung für Jungs und Männer gab es bis Größe XL und größer, Kleidung für Mädchen und Frauen bis maximal Größe L bzw. 40. Gründer und Geschäftsführer Mike Jeffries sagte einmal in einem Interview: »Ganz ehrlich, wir wollen die coolen Kids. Viele Menschen haben in unserer Kleidung nichts zu suchen.« Das Interview brach ihm das sprichwörtliche Genick: Abercrombie & Fitch musste extreme Umsatzeinbußen hinnehmen und kämpft aktuell ums Überleben.[5]

All diese Beispiele zeigen, wie sehr sich unsere Größenwahrnehmung verschoben hat. Oder genauer: wie sehr sie von der Industrie verschoben wurde.

5 Body-Positivity-Aktivistin Jes Baker wurde übrigens einem breiteren Publikum bekannt, als sie vehement und kreativ diesen Aussagen von Mike Jeffries den Kampf ansagte: Sie zog ein Shirt von Abercrombie & Fitch über ihren XXL-Körper und ließ sich mit einem sehr hübschen, sehr durchtrainierten, sehr halb nackten Kerl in lasziven Posen im Stil der Werbekampagnen des Unternehmens fotografieren. Die Fotos lösten damals einen kleinen medialen Sturm aus. Sie zeigten exakt das, was Jeffries nicht wollte: eine schöne, sexy, dicke Frau in seiner Kleidung.

Nina

Auf dem Heimweg aus dem Büro laufe ich zufällig meiner Freundin Nina über den Weg. Nina ist der Coverstar unter meinen Freundinnen, sie war letztes Jahr auf dem Titelbild der »Wienerin«, einer der größten österreichischen Frauenzeitschriften. Und das mit Kleidergröße 48.

»Nina?«

»Nunu!«

»Wohin geht's, schöne Frau?«

»Ich wollte mich gerade im Park auf die Wiese legen, magst du mitkommen?«

Ich überlege kurz – und die Entscheidung ist schnell getroffen. Zu Hause warten nämlich eigentlich nur Abwasch und Staub und Chaos auf mich, und vor mir steht die wunderbare Nina, die Sonne scheint und die Wiese schaut gemütlich aus. Schwere Entscheidung also.

Wir kommen recht schnell auf das Körperthema zu sprechen, da es auch Nina umtreibt. »Sag mal, Nina, du wirkst immer so superglücklich, und so hübsch dabei – war das eigentlich immer so?«, frage ich sie.

»Nein, definitiv nicht«, lacht sie ihr Sonnenscheinlächeln: »Ich habe mich früher für meinen Körper geniert. Ich konnte mich nicht leiden, ich wäre am liebsten ein anderer Mensch gewesen.«

»Das kenn ich«, erzähle ich: »Ich wollte in der Pubertät immer aussehen wie die ganzen kleinen, süßen Klassenkameradinnen von mir. Vorm Spiegel hab ich mich echt gehasst mit 14, 15 ...«

»Du, ich weiß eigentlich gar nicht, wie mein Körper ausgesehen hat. Ich konnte mich gar nicht im Spiegel anschauen, ich wollte es auch nicht. Ich hatte dieses Bild der perfekten Frau im Kopf, und genau so wollte ich aussehen – das ging so weit, dass ich mich selbst als Person überhaupt nicht akzeptieren konnte«, sagt Nina: »Und obwohl ich jede Menge Kurven hatte, hab ich mich fürchterlich unweiblich und überhaupt nicht als Frau gefühlt.«

Himmel noch mal, kann ich das gut nachvollziehen. Da kann man mit den schönsten Kurven gesegnet sein, aber wenn man sich schwertut, in diesen weiblichen Körper hineinzuwachsen, können gewaltige Knoten im Hirn entstehen.

Nina fragt mich: »Hattest du das eigentlich auch, dass du ganz oft nicht rausgehen wolltest, sondern lieber zu Hause herumgehangen bist? Weil man sich beim ›schön herrichten‹ sowieso nur selbst frustriert hat und weil man da draußen ja dann sicher was getrunken hätte und das hat ja Kalorien?«

Ich lache: »Also Kalorien in Form von Prosecco oder Gin Tonic bin ich noch nie ausgewichen. Aber ich weiß, was du meinst, ich hatte auch immer wieder solche Tage – wenn ich ehrlich bin, habe ich sie sogar heute manchmal noch. Und die hauen jeglichen Plan gesunder Ernährung zusammen. Ich muss dann nämlich immer aufpassen, dass ich keine Schokolade zu Hause habe, die ist an solchen Abenden nicht sicher vor mir.«

»Wem sagst du das. Ich hab immer die härtesten Diäten gestartet, und dann kam so ein Abend voller Selbsthass und es wurde alles reingeschaufelt, was ich finden konnte.«

Selbsthass. Ganz schön hartes Wort. Vor allem überrascht es mich, dieses Wort von *ihr* zu hören, Nina ist wirklich ein personalisierter Regenbogen, ihr Lächeln lässt die Sonne aufgehen.

»Und wie kam der Wandel? Bei mir war das ja diese Erkenntnis, was ich alles versäume, wenn ich mich so auf meinen Körper fixiere. Und bei dir?«

Nina zögert kurz.

»Einen bestimmten Moment könnt ich dir jetzt gar nicht sagen. Ich hab mir irgendwann eingestanden, dass ich essgestört bin. Ich habe gehungert und mich dann wie in einem Zwang über die Maßen vollgestopft. Daraufhin habe ich vor vier Jahren eine Therapie begonnen, und seither ist es mir schrittweise besser gegangen. Am Anfang der Therapie wollte ich noch kategorisch abnehmen, habe gelernt, mich super zu kontrollieren, bin durch diese strengen Ernährungs- und Bewegungspläne aber gleich in die nächsten Zwänge hineingerutscht. Einmal hab ich's geschafft, über 20 Kilo abzunehmen. Dann stand ich in einer Umkleide, hatte eine enge Röhrenhose an in der für mich vorher unvorstellbaren Größe 42, sie passte – und ich fühlte rein gar nichts. Kein Stolz. Innerlich war ich einfach total leer. Die zwanzig Kilo hatte ich natürlich in kürzester Zeit wieder oben. Irgendwann war dann da dieser Punkt, an dem ich mir dachte: Nein, das ist auch nicht der Weg. Ich drehe mich total im Kreis. Ich muss lernen, mich so zu akzeptieren wie ich bin.«

Sie hat ja so recht. Und ihr eigener Erfolg gibt ihr auch recht.

Unser Gespräch dreht sich dann noch um die tollen Body-Positivity-Frauen auf Instagram weiter in Richtung Klatsch und Tratsch im Freundeskreis, bis wir beschließen, uns doch wieder auf unsere jeweiligen Wege weiter zu begeben.

Kaum bin ich zu Hause, bekomme ich noch eine Mail von ihr:

»Hey, Nunu, das Gespräch hat noch nachgewirkt in mir. Ich glaube, dass ich schon sehr weit gekommen bin auf meinem Weg zur Selbstliebe und Akzeptanz. Es ist schön, in den Spiegel schauen zu können und das, was man sieht, zu mögen. Ich mag mich, ich finde mich schön, und das kann ich mit voller Überzeugung sagen. Egal, ob top gestylt oder gar nicht hergerichtet.

Ich finde mich immer gut! Ich akzeptiere mich! Natürlich gibt es auch Tage, an denen es nicht so ist, aber solche Tage hat jede Frau. Wichtig für mich ist, wie ich mit solchen Tagen umgehe: Ich versuche, sie nicht mehr zu bewerten und vor allem mich selbst nicht mehr zu bewerten. Ich finde es wichtig, liebevoll mit sich selbst umzugehen. Das fällt mir oft noch schwer. Ich akzeptiere aber inzwischen, dass ich dick bin und dass es wahrscheinlich mein ganzes Leben so bleiben wird. Ich kann mir mich inzwischen gar nicht mehr anders vorstellen, und das ist ein schönes, erlösendes Gefühl. Endlich muss ich für mich nicht mehr anders sein, ich muss mich nicht mehr verändern und einem bestimmten Schema entsprechen, um mich schön zu finden. Ich verstecke mich nicht mehr. Ich bin nicht mehr verkrampft in der Öffentlichkeit. Ziehe nicht ständig an meiner Kleidung, weil irgendetwas verrutscht. Ich achte nicht mehr darauf, wie genau welches Körperteil gerade aussieht. Es ist mir egal, was andere von mir denken, ich ziehe die Sachen an, in denen ich mich wohlfühle. Ich kann mich jetzt mit anderen Augen sehen. Es passt nicht mehr in mein Leben, nicht mehr zu meiner Einstellung, meinem Denkmuster, dass man irgendetwas verändern muss an sich selbst, um gut zu sein oder schön zu sein oder akzeptiert zu werden. Für mich gibt es keine Regeln mehr, kein Idealbild. Schönheit ist Charakter, Persönlichkeit, Mut, Selbstbewusstsein, Lebensfreude, Akzeptanz. Mein Leben ist so viel entspannter, schöner und lebendiger, seitdem sich mein Denkmuster geändert hat. Ich bin so stolz auf die Frau, zu der ich geworden bin.«

Amen, Sister.

Nina ist eine von vielen. Sowohl die Vorher-Nina als auch die Nachher-Nina gibt es, und wir alle begegnen ihnen täglich da draußen. Vorher-Ninas trifft man wahrscheinlich jeden Tag, wenn man in der U-Bahn sitzt, wenn man im Supermarkt an der Kasse steht, wenn man durch die Stadt spaziert. Lauter Frauen, die sich selbst nicht akzeptieren können, weil sie gewissen Maßen nicht entsprechen. Die Probleme mit sich selbst haben, die man ihnen von außen nicht gleich ansehen kann – erst, wenn man sie besser kennt, kann man ihre traurigen Blicke interpretieren. Es muss nicht immer Übergewicht sein, oft finden sich Frauen auch zu dünn oder zu männlich. Aber egal, ob Übergewicht, keine Brüste, eine große Nase, es ist traurig, was man sich im Dienste der Schönheit emotional antut.

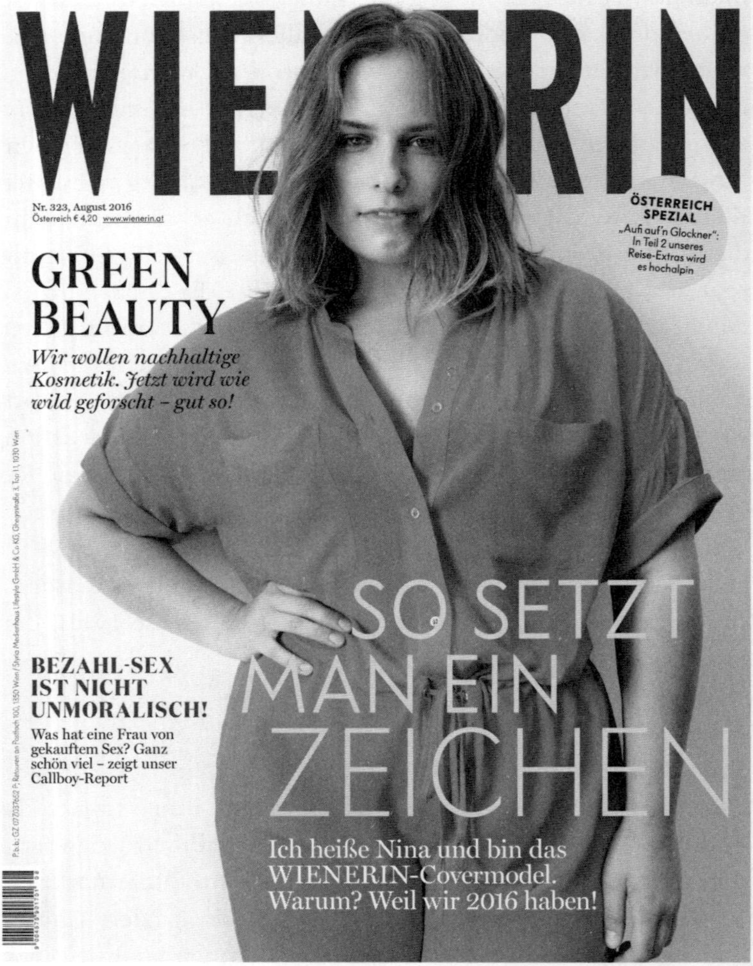

Doch es gibt auch Nachher-Ninas. Frauen, die bei sich angekommen sind und kapiert haben, dass mit drei Kilo mehr oder weniger der Sonnenuntergang auch nicht anders aussieht und sie ihn genießen dürfen. Und die das so sehr nach außen strahlen, dass eine Glücksspirale losgeht: Wer sich gut fühlt, sieht auch gut aus.

Nina sieht so derartig gut aus mit ihren vielen Kilos, dass sie sogar 85.000 Mal gedruckt wurde – sie gewann 2016 den alljährlich stattfindenden Contest, bei dem eine Leserin der »Wienerin« aufs Cover der Zeitschrift kommt. All ihre Konkurrentinnen hatten mindestens drei Kleidergrößen weniger als sie.

Diese Ausgabe der »Wienerin« habe sogar ich mir gekauft, trotz meiner immer größer werdenden Skepsis gegen Frauenzeitschriften.

Fake Selfies

Die Sache mit den Instagram-Schönheiten, die genauso aalglatt gebügelt aussehen wie Models in Hochglanzmagazinen, lässt mir keine Ruhe. Früher hätte es schlicht gereicht, gewisse Frauenmagazine nicht mehr zu lesen, um sich nicht mehr permanent den beautyoptimierten Gesichtern und Körpern auszusetzen, aber inzwischen sind die Programme zur Bildoptimierung ja in unseren eigenen Handys zu Hause. Dass wir alle zu unseren eigenen Grafikerinnen werden können, hat eine komplett neue Qualität – und ich will das jetzt auch mal ausprobieren.

Es ist so erschreckend einfach. Die erste App, die ich mir herunterlade, macht mich schlanker. Ich muss nur den Bereich markieren, den ich nicht verkleinert haben möchte (also den Kopf), mit zwei Linien rechts und links die Ränder meines Körpers markieren. Danach drücke ich einen Button – und schon bin ich mindestens 15 Kilogramm leichter. Der erste Durchlauf schaut sogar noch halbwegs natürlich aus. Aber ich kann's natürlich nicht lassen und mache mich so lange schlanker, bis mein Kopf aussieht wie ein Ballon, der auf einem Laternenmast montiert ist. Gut, zugegeben, das ist vielleicht etwas übertrieben, aber dass die ersten 15 Kilo weniger so realistisch aussehen, schockiert mich. Dem Foto ist auf den ersten Blick nicht anzumerken, dass es verändert wurde. Laut App-Shop wurde diese App weltweit bereits von mehr als 100.000 Frauen heruntergeladen – und es ist bei Weitem nicht die einzige App, die diese Verschlankung schafft.

Ich suche noch nach einer App, bei der ich meine Taille verschmälern und meine Brüste vergrößern kann, um einen Pamela-Anderson-in-den-Neunzigern-Look zu erzeugen. Es dauert keine drei Minuten, dann habe ich die richtige App gefunden. Ich suche ein Foto von mir aus, in dem ich mich an einem Laternenmast festhalte und ein Bein wegstrecke (das hört sich jetzt seltsamer an, als es ist – ich hatte eben das spontane Gefühl, ich müsste mit dem Laternenmast flirten, meine Güte, wer kennt das nicht …). An sich mag ich das Foto sehr, doch man sieht meinen Bauch relativ deutlich und mein Oberschenkel wirkt sehr dick. Binnen weniger Klicks und etwas Herumwischen am Display habe ich eine Wespentaille und schlanke Beine, die wohl in etwa eineinhalb Meter lang sind – aber der Laternenmast ist komplett verbogen.

Das Bild sieht natürlich extrem unrealistisch aus, ich habe beim Bearbeiten absichtlich übertrieben. Aber an einem zweiten Foto, einem schnell vor dem Spiegel geschossenen Selfie, bastle ich ein bisschen vorsichtiger herum – und siehe da: Meine Taille ist schlanker, meine Oberschenkel ebenfalls, mein Hautton rosiger. Ich schicke das Foto einer Freundin, die mich schon länger nicht gesehen hat. Ihre Reaktion: »Wow!!!! Du hast ja gewaltig abgenommen, du siehst unfassbar gut aus!!« Und sie meint das ernst. Als ich sie aufkläre, ist es ihr unangenehm, aber: Was kann sie denn dafür? Ich habe ihr kommentarlos ein Foto von mir geschickt, wieso zur Hölle sollte sie davon ausgehen, dass es bearbeitet ist?

Aber es erschreckt mich, dass sie die Bearbeitung nicht sofort sieht. Es ist extrem einfach, eine solche App zu laden und zu bedienen. Man kann auch als blutige Anfängerin wie ich binnen kürzester Zeit realistische Ergebnisse produzieren. Fotos, auf denen man schlanker, größer, taillierter, sexyer, strahlender aussieht. Diese Fotos sind dem, was wir aus Magazinen kennen, um einiges näher als das schnelle Selfie im Badezimmerspiegel.

Die zweite App, mit der ich einerseits einem Laternenmast den Kopf verdrehen und andererseits eine Freundin täuschen konnte, wurde laut meinem App-Store bereits mehr als eine Million mal heruntergeladen. All diese Menschen (ich gehe davon aus, dass 90 Prozent davon Frauen sind) haben das Bedürfnis, sich auf Fotos zu verschönern. Viele davon laden diese Fotos dann auf Instagram hoch, um so die Bewunderung für ihr Äußeres zu bekommen, das gesellschaftlich angesagt ist. Und vor allem: Viele der Fotos sind so gut, dass man nicht merkt, dass sie nicht echt sind.

Es gibt inzwischen natürlich schon unzählige kritische Stimmen zu diesem Selfie- und Selbstdarstellungswahn in den sozialen Medien. Denn das Posten der Fotos dient ja nicht nur der Selbstbestätigung, es löst auch irren Konkurrenzdruck bei anderen, vor allem jüngeren Frauen aus. Sie glauben, den üblichen optischen Kriterien entsprechen zu müssen – und weniger wert zu sein, wenn sie für ein von ihnen gepostetes Bild nur wenige Likes oder Kommentare bekommen.

Eine Studie am Wiener Institut für Jugendkulturforschung (und wohl auch viele weitere Studien) bringt es wissenschaftlich auf den Punkt: »In gewisser Weise ist die Generation Selfie eine Generation von Normopathen, die sich lieber am Geschmack der Masse orientiert, als eigenwillig mit Individualität zu experimentieren und im Körperbild ganz bewusst auf Brüche mit der Norm zu setzen«, sagt Studienleiterin Beate Großegger in einem Interview.

Alle haben gleich auszusehen, und alle haben einem bestimmten Ideal zu entsprechen. Und das Absurde dabei: Diese Ideale gibt es nicht. Sie sind irreal. Wir erschaffen sie in wenigen Klicks und Wischereien am Handydisplay oder auf dem Computer. Würden wir alle das auch verstehen und durchschauen, könnten wir die Sache ja für eine neue Kunstform halten, ähnlich dem Impressionismus vor über hundert Jahren. Da ging es ja auch darum, die Schönheit der Welt in übersteigerter, höchst harmonischer Form zu zeigen. Aber leider verwechseln wir diese »Kunst« mit der Realität, und noch viel schlimmer: Wir alle können da gratis mitmachen.

Meine Freundin Laura erzählte mir mal eine Geschichte, die mir immer durch den Kopf geht, wenn ich an diese am Computer erschaffenen Models denke. Laura ging in eine Modeschule. Dort lernten sie und ihre Klassenkolleginnen auch, wie man mit Programmen wie Photoshop umgeht. Gemeinsam wurde gelernt, wie man Taillen verschmälert, Körper insgesamt verlängert und Hautunebenheiten sowie -unreinheiten entfernt. Als sie damit fertig waren, seufzte eine Kollegin von Laura: »Mensch, ich möchte auch so aussehen!« – obwohl sie diese Gestalt am Monitor vor wenigen Minuten selbst erschaffen hatte.

Anfang 2017 posteten zwei Mädchen ein extrem bearbeitetes Foto auf Instagram, versehen mit dem Satz: »Haters will say it's photoshopped«. Sie wollten eigentlich ein ironisches Statement gegen die vorherrschende Instagram-Optik der »perfekten Mädels« setzen. Das Bild ist extrem: Streichholzbeinchen, Wespentaillen und die Körper in die Höhe gestreckt. Womit die zwei nicht gerechnet haben: Es gab eine Menge Frauen, die schlicht und einfach auf das Bild reinfielen, es als wunderschön bezeichneten und beispielsweise die Beine bewunderten.

Selbst auf einer so demokratischen Plattform, auf der im Grunde jede Frau, die über ein Smartphone verfügt, sich selbst darstellen kann, hat die künstliche Inszenierung also haushoch gewonnen. Und die Tatsache, dass Schönheit wertvoll macht, wirkt sich wiederum immer mehr aus. Der Körper und seine Vermarktung wird immer wichtiger – was einhergeht mit immer größerem Druck auf vor allem Jugendliche. Man muss immer gut aussehen, Bad Hair Days sind nicht erlaubt. In einem sehr spannenden Artikel in der »FAZ« kommt auch Ada Borkhagen zu Wort. Sie ist Psychologin, die insbesondere über die Modifikationsmöglichkeiten des modernen Körpers forscht: »Selbst beim Sport sind manche Mädchen heute geschminkt. Ich kenne Fälle, da setzen Mädchen keine Schwimmbrille auf, weil sie sich um die Abdrücke auf ihrer Haut Sorgen machen.«

Was für ein Wahnsinn!

Pizza ohne die Zutat »schlechtes Gewissen«

Heute ist mal wieder so ein Abend – im Büro war es verdammt anstrengend, und während des Tages trudelte eine Hiobsbotschaft nach der anderen ein: Eine Kollegin hat gekündigt, ein sehr guter Freund hatte einen Autounfall, ein befreundetes Paar hat sich nach vielen Jahren getrennt. Ich schreibe meiner Lieblingsruth, ob sie Zeit habe, ich bräuchte dringend Auslauf in eine Bar ihrer Wahl. Ich habe Glück, sie antwortet mit »Agent Oscar, 19 Uhr«. Der Tag ist gerettet.

Ich schaue Ruth an. Sie ist wunderschön. Ihre Augen, ihr Mund, ihr Lächeln, ihr Gesichtsausdruck, wenn sie einen Scherz macht und dabei ernst bleiben will, ihre wunderschöne Sanduhrfigur. »Hach, Ruth, du bist soooo schön!«, blubbert es aus mir raus.

Ruth ist überrascht, schaut mich mit großen Augen an. Gleichzeitig sehe ich ihr die Freude über das Kompliment an.

»Weißt du was? Ich bin heute nur wegen dir hier. Am liebsten hätte ich mich zu Hause verkrochen. Ich fühl mich heute so mies, irgendwie hässlich, umso mehr wundert's mich, dass du das sagst.«

Wir lachen die Situation weg, stoßen drauf an, wie schön wir zwei nicht sind, und wenden uns wichtigeren Themen zu. Wann wir zum Beispiel nächsten Sommer die gemeinsame Freundin mit dem Ferienhaus in Kroatien am Meer wieder besuchen fahren. Und ob wir es wagen sollen, uns mal auf einen abenteuerlichen Kochabend einzulassen. Unsere Optik ist kein Thema mehr.

Doch mich lässt nicht los, was Ruth gesagt hat. So unglaublich viele Momente fallen mir auf dem Heimweg ein. Momente, die ich genießen hätte können, hätte ich mich nicht selbst so fehl am Platz gefühlt. Familienfeste, bei denen ich brennende Angst hatte, dass wieder irgendeine Tante oder Cousine daherkommt und meint, mit ein paar Kilo weniger wäre ich viel schöner und überhaupt solle ich mich gerade halten. Partyabende bei Freunden, an denen ich mich eigentlich nur verkriechen und mit viel Schokolade mein Schicksal betrauern wollte, da ja alle anderen Frauen auf der Party so unglaublich hübsch und süß waren und ich nur der hässliche, zu groß geratene Kumpel. Urlaub auf Bali. Um mich herum Surferkörper und Bikini-Babes, und ich kam mir vor wie ein riesiges Trampeltier, für das mein Freund sich schämen musste. War doch klar, dass er anderen Frauen nachschaute. Selbst in meiner Mädelsclique, fünf Frauen zwischen 25 und Sie-redet-nicht-über-ihr-Alter, hatte ich sehr oft das Gefühl, ich gehöre da optisch nicht dazu, ich bin nicht so hübsch wie die anderen.

Natürlich muss ich auch wieder an den Moment auf dem Schiff auf den Philippinen denken: Ich war so derartig auf mein eigenes Äußeres konzentriert, dass ich die Schönheit um mich herum nicht wahrnehmen konnte. Wie traurig! Wie konnte ich mir nur so viele Momente wegnehmen? Am liebsten würde ich meine Sachen packen und wieder an ganz viele Orte fahren, an denen ich mal war, und sie »neu« wahrnehmen:

Spazieren durch Rom, ohne am Kleid herumzuzupfen. Weil es egal ist.

Wandern in den Nationalparks an der US-Westküste, ohne dass ich mich plump fühle, und ohne die Überzeugung, alle anderen starren mich an, weil ich so viel unsportlicher bin als die anderen. (Ich meine: USA. Dicke Männer. Schnaufend den Canyon rauf. Und ich habe mich plump gefühlt?)

Pizza essen in Süditalien – diesmal ohne die Zutat »schlechtes Gewissen«.

Durch die verstopften Gassen in Pekings Hutongs, den alten Siedlungen, gehen und den Überblick über all die eher kleingewachsenen Chinesen genießen, anstatt sich zu fühlen wie ein rosa Elefant.

Irgendwo am Strand liegen und auch mal in den Bauch hineinatmen statt nur in die Brust, damit der Bauch nicht dicker wird im Liegen.

Es ist schrecklich: So viel versäumt man, so viel gute Gefühle lässt man sich entgehen. Und es ist oft sogar ein Teufelskreis: Man traut sich körperlich nicht viel zu. Nein, diesen Hang kann man nicht raufklettern, man ist zu dick und zu unsportlich. Nein, man traut sich nicht, Standup-Paddling auszuprobieren, man hat Angst, dass man sich bei dem Moment, wo man auf dem Brett aufstehen muss, blamiert.

Ruth und ich sind garantiert nicht die Einzigen, denen es so geht. Es kann in der Stadt seit Tagen kackheiß sein, nie unter dreißig Grad, und trotzdem sehe ich täglich Frauen in Leggings oder Strumpfhosen. Weil sie ihre Beine für zu dick halten, weil sie ihre Besenreiser verstecken wollen, weil sie ihr Knie hässlich finden, was weiß denn ich. Dafür schauen sie ganz verzwickt, weil sie wie verrückt schwitzen – das kann's doch nicht sein.

Wie oft hatte ich miese Laune, weil ich mich selbst nicht leiden konnte.

Abgesehen von den Cousinen und Tanten bin ich mir inzwischen ziemlich sicher: All die Leute haben mich nicht so gesehen. Sie sahen in mir nicht den hässlichen Kumpel. Aber sie sahen halt auch nicht die alles und jeden komplett umwerfende Traumfrau, die eine, die jeder haben wollte, die eine, um die sich alle rissen.

Doch genau dieses Gefühl wollte ich unbedingt haben. Dieses klassische, von Hollywoodfilmen so oft inszenierte Klischee: Man fühlt sich wie ein hässliches Entlein und strahlt das auch aus – doch ein Mensch sieht in einem den wunderschönen Schwan. Und allein dadurch, dass der andere in einem den Schwan sieht, wird man zu selbigem. Es wär so einfach gewesen: Sag du mir, was ich fühlen soll.

Was für ein Bullshit. Wieso hab ich ewig auf einen Kerl gewartet, der mir erklärt, wie schön ich bin? Warum hab ich mir jahrelang gedacht, es reicht doch, wenn einer in mir das Schöne sieht, ich will ja eh nur für einen schön sein und nicht für die Welt. Der Gedanke, dass ich für mich schön sein will, schlicht und einfach weil ich in permanenter Gesellschaft mit mir selbst bin, ist mir nicht gekommen. Und der Folgegedanke ist natürlich noch wichtiger: Bitte, wieso geht's mir nur ums Schönsein? Wieso lasse ich mir vom Schön-sein-wollen so viel anderes kaputt machen? Wieso habe ich so viel Zeit verloren? Wieso komme ich erst mit 35 drauf, dass ich kein Besen bin, sondern völlig normal mit all meinen optischen Eigenheiten?

Na toll, jetzt, wo ich es endlich sehe, krieg ich Falten. Damals, mit knackigen 20, konnte ich es nicht wahrnehmen. Das Leben kann so unfair sein.

Irgendwie versteh ich es langsam: Es ist einfacher, dem Druck von außen nachzugeben und sich selbst als »Besen« zu verurteilen, bevor man sich gegen die Gesellschaft stemmt, die einem den Druck macht. Es geht einfacher und man hat weniger Gegenwind. Dass man dabei selbst auf ganz viel Lebensqualität verzichtet, ist eben eine der ungewollten Nebenwirkungen. Aber ist es nicht irre, dass auf dem Weg, sich selbst zu akzeptieren, so viel Gegenwind herrscht?

Fake-Selfie, die zweite

Ich habe ein neues Handy, endlich. Mein altes war so schlecht, dass es fünfmal pro Tag abstürzte. Mit dem neuen Handy scrolle ich durch das Angebot der beliebtesten Apps. Unter den »Top 30 kostenlos« finde ich »Instabeauty« und »Picsart«. Ich lade sie herunter – ob das wieder solche Schlankmacher-Apps sind?

Nein. Es geht bei beiden Apps primär um Gesichtsveränderung. Was man mit dem eigenen Selfie da machen kann, ist ja unglaublich. Für mich ist es eine Neuentdeckung, dass ich ein Foto von mir selbst schieße – und mit drei Klicks habe ich poren- und faltenfreie Haut und ein perfektes Make-up. Ich kann mir virtuell meine Augenbrauenform, die Farbe meiner Foundation, die Art meines Lidschattens und die Dichte und Länge meiner Wimpern aussuchen. Außerdem kann ich meine Nase und mein Gesicht insgesamt schmaler machen, aber dafür meine Augen vergrößern.

Eine Freundin und ich schicken uns lachend gegenseitig bearbeitete Selfies, mit Glitzer-Lidschatten, puppenhaft riesigen Augen und birnenhafter Form des Kopfs. Doch plötzlich schickt sie mir ein Foto, das so subtil bearbeitet ist, dass es einfach eine »hübschere« Version ihrer selbst ist. Real ist sie mir immer noch lieber, aber dieses Foto könnte sie problemlos auf Instagram posten und niemand würde »Fake!« schreiben.

Ich versuche es auch, mache schnell ein Selfie, verpasse mir ein zartes Make-up: brauner Lidstrich, Mascara, etwas Rouge und die Lippen in einem zarten Rose-Beige-Ton. Die Augen nur ansatzweise vergrößert, die Nase sowie das gesamte Gesicht leicht verschmälert, die Wangenknochen stärker betont, das Weiß in den Augen aufgehellt, sodass die Augen richtig strahlen, fertig. Ich schaue definitiv noch aus wie Nunu, aber wie eine neue, verbesserte Version von Nunu. Nunu 2.0 quasi.

Mir kommt eine Idee: Ich poste das Bild online. Auf Facebook, dort tummeln sich all die Leute, die mich auch in Wirklichkeit kennen. Die müssen es ja merken. Tun sie aber nicht – sofort bekomme ich ein paar Likes. Und noch ein paar. Diese Menschen kennen mich! Und trotzdem schreibt mir ein Freund – der mich zugegebenermaßen schon lange nicht gesehen hat – drei Minuten nach Posten des Bildes allen Ernstes, dass ich »immer hübscher« werde.

Ich bin perplex.

Nach einem halben Tag hat das Foto 47 Likes. Das ist unterer Durchschnitt für meine Profilfotos – aber ich muss dennoch lachen: Der Ex einer Freundin schickt mir ein Herz (ähm ... wie bitte?), die Freundin meines Bruders, eine ehemalige Arbeitskollegin, die mich zwei Jahre lang quasi täglich gesehen hat, und sogar meine beste Freundin liken das Bild. Einige von ihnen frage ich direkt, ob ihnen an dem Bild etwas auffällt.

»Nein, sollte es?«

»Vielleicht, dass dir ein Piercing wahnsinnig gut stehen würde?«

»Du hast falsche Wimpern drauf, oder?«

Als ich den Fake auflöse und beschreibe, was an dem Bild alles verändert ist, staunen alle.

Auf Instagram findet man unter dem Hashtag #instabeauty 12 Millionen (!) Bilder. Der überwiegende Großteil davon sind Selfies, zu denen meines perfekt dazu passt. Und es ist unfassbar, wie sehr wir schon daran gewöhnt sind, diese porenfreien

Gesichter mit perfektem Make-up zu sehen. Das sind schlicht und einfach Fake News für die Augen. Wenn mir jemand täglich erklärt, dass alle Menschen muslimischen Glaubens Terroristen sind, dann glaube ich es vielleicht irgendwann und wähle aus lauter Angst eine rechtspopulistische Partei. Wenn ich täglich lesen würde, dass Äpfel ungesund sind, dann esse ich irgendwann keine Äpfel mehr. Wenn mir täglich eingeredet wird, dass meine Cellulite hässlich ist, dann glaube ich es irgendwann und traue mich im Sommer nur noch in langen Hosen raus. Und wenn ich täglich nur noch solche Gesichter in den sozialen Medien sehe, dann kommen mir alle Menschen in der U-Bahn hässlich vor. Dabei sind das einfach nur echte Menschen, und genau diesen Anblick sollte ich schön finden.

Oder sehe ich mir gerade nur selbst live beim Verspießern zu? Dieses neumodische Zeug, diese Apps, dieser Style, kann ich da einfach nur nicht mehr mit?

Wobei, nein, das ist es ja: Ich kann! Es wird mir verdammt leicht gemacht. Aber ich will nicht! Ich will nicht selbst dazu beitragen, dass wir mit irrealen Schönheitsbildern im Kopf durch die Gegend laufen! Denn ich glaube nicht daran, dass man langfristig glücklich ist, wenn man sich der Online-Welt anders zeigt, als das eigene Spiegelbild es wiedergibt!

Wenn es im Drogeriefachhandel ein bläulich schimmerndes Puder gibt, das gerade auf die Belichtung von Handyselfies wunderbar reflektiert, auf der Dose groß #instaready draufsteht und das Ding dann zwei Euro neunundneunzig kostet, dann ist die Zielgruppe klar: Liebe kleine Schülerin, wir wollen dein Taschengeld, damit dein virtuelles Alter-Ego auf Instagram, Snapchat und Co. mithalten kann. Zum Kotzen!

Wenig später erzählt mir eine Freundin von einer skurrilen Situation: Ein Bekannter von ihr, etwas über dreißig Jahre alt, hatte mit seiner Freundin Schluss gemacht, mit der Begründung, sie habe so schlechte Haut. Und er fügte allen Ernstes hinzu, dass die ganzen Frauen auf Instagram so viel hübscher seien.

True Story!

Schreikrampf!

Da ist es wieder: dieses »Hübsch« statt echter Schönheit.

Einen spannenden Punkt macht Greta, eine Journalistin, mit der ich beruflich mal zu tun hatte, als sie mir, nachdem ich die Sache mit dem Fake-Foto aufgeklärt habe, schreibt: »Sind die aufgehübschten Schmollmund-Bilder und die Body-positive-Ich-zeig-was-ich-hab-Bilder nicht zwei Seiten derselben Medaille? Nämlich eines digitalen Narzissmus, in dem es ständig darum geht, sich selbst zu zeigen (als die idealisierte oder die realistische Version des Selbst), um damit Herzen und Daumen zu sammeln?«

Sie trifft den Nagel auf den Kopf, finde ich: Mit den sozialen Medien sind wir alle zu kleinen Narzissten geworden. Es ist selbstverständlich geworden, sich selbst permanent zu zeigen – oder eben eine Persona von sich zu entwerfen. Es gibt bereits reihenweise Forschungen, die belegen, dass einerseits Narzissten mehr Selfies posten, und andererseits, dass die sozialen Medien dieses narzisstische Verhalten triggern.

Ein Teufelskreis also: Likes lösen in unserem Hirn etwas aus – sie triggern das Belohnungszentrum. Ein Like auf Facebook freut uns genauso sehr wie ein Lob offline. Und danach kann man süchtig werden. Neurowissenschaftlich ist erwiesen: Bekommt man ein Like, wird im Gehirn ein Schwall Dopamin freigesetzt. Und Dopamin ist eines der Glückshormone schlechthin, nach denen wir süchtig werden.

Es ist wie beim Shoppen: Es gibt einen Kick. Aber je öfter man sich »den Schuss setzt«, also zum Beispiel ein neues Selfie auf Facebook oder Instagram postet, desto schwächer ist dieser Kick. Irgendwann freut es einen nicht mehr, »nur« fünfzig Likes zu bekommen, da müssen es dann schon 75 sein, damit man sich freut. Irgendwann 100. Und so weiter

»Bist du krank?«

Was für herrliche Tage. Ein Jobwechsel steht an, und ich habe einen ganzen Monat frei, nur für mich. Jeder Tag beginnt mit Sport, ich laufe durch die Stadt, den Rest des Tages gestalte ich so entspannt wie möglich. Das Einzige, was nervt: Jeden Tag schaue ich nach einer Stunde Laufen aus wie eine Eule mit schwarz umrandeten Augen, weil meine Wimperntusche verlaufen ist. Aber meine blonden Wimpern nerven auch, ohne Mascara sind sie einfach komplett unsichtbar. Einen ungeschminkten Blick in den Spiegel zu werfen, bin ich nicht mehr gewohnt, er gefällt mir nicht. Aber auszusehen wie jemand, dessen Augenringe so groß sind, dass man darauf durch die Gegend radeln könnte, gefällt mir genauso wenig.

Also gut. Wenn ich schon beschließe, mich selbst schön zu finden, dann muss das auch nackt gehen. Also ohne Make-up. Viel verwende ich ja im Alltag sowieso nicht: Mascara, Lidschatten, Lippenstift, und wenn ich ganz mutig bin in der Früh, ziehe ich mir einen schwarzen Lidstrich. Der ganze restliche Spaß wie Foundation, Puder und Co. ist mir eh ein Graus. Trotzdem: Es muss auch ganz ohne gehen.

Die ersten beiden »nackten« Tage verbringe ich alleine. Am dritten Tag die erste Aktion, die sich seltsamerweise wirklich nach Mutprobe anfühlt: Für eine Zeitschrift, in der ein Interview mit mir erscheint, werde ich fotografiert. Bei den Testfotos, die die Fotografin mir später schickt, muss ich schlucken – ich sehe irgendwie »anders« aus. Obwohl ich lache, wirke ich, als ob ich ein größeres Trauma mit darauffolgender Schlaflosigkeit hinter mir hätte. Finde ich zumindest. Aber die Fotografin ist begeistert und kriegt sich gar nicht mehr ein: Die Fotos seien »so, so schön geworden«.

Trotz der Fotos mache ich weiter. Es ist einfach unglaublich angenehm, mir nach dem Händewaschen auch mal schnell mit den nassen Händen übers Gesicht zu fahren, sich das Auge zu reiben, weil es juckt. Der erste Blick in den Spiegel in der Früh ist auch überraschend anders: Ich muss nicht mehr automatisch zu Wattepad und Abschminkflüssigkeit greifen, weil noch irgendwelche Mascara-Reste meine Augen schwarz umranden.

Und langsam beginne ich auch, diesen Anblick zu mögen. Das bin einfach wirklich ich, so, wie ich bin. Ohne irgendwelche Farbe im Gesicht, die mein Körper selbst nicht produziert.

Im Grunde ist es schockierend, dass mir mein »echter« Anblick Mut abverlangt. Mit Mascara und Lippenstift habe ich mich einfach sicherer gefühlt. Je schlechter es mir ging, desto angemalter war ich. Es war wie eine Maske, die ich aufgesetzt habe, um im Alltag da draußen bestehen zu können.

Jetzt sehe ich aus wie das Gegenteil eines Hochglanzmodels – und fühle mich mit jedem Tag schöner. Also wage ich mich in die Höhle des Löwen: aufs Familienfest. Die Reaktionen sind überraschend verhalten:

»Du schaust so anders aus!«, sagt die Mutter.

»Mama, ich schau einfach so aus, wie ich aussehe! Selbst schuld, du hast mich so gemacht!«

Sie lacht.

Doch auf eine Person ist Verlass. Sie redet meiner Mutter erfolgreich ein, dass ich Schilddrüsenprobleme zu haben scheine, meine Augen sähen so nach Morbus Basedow aus.

Ist ja lieb, dass sie sich sorgt, aber: Morbus Basedow? Bei dieser sehr ernst zu nehmenden Krankheit treten die Augen stark hervor. Ich habe lediglich auf Wimperntusche verzichtet.

Ich bin baff – da laufe ich herum, wie ich wirklich aussehe, und jemand glaubt, ich sei schwer krank.

Wieder zu Hause, google ich mal »No Make-up« – und bekomme einen Lachanfall. Diese Welt ist so absurd, eigentlich müsste man verzweifeln: Die ersten drei Suchergebnisse sind Artikel über die Sängerin Alicia Keys, die seit einigen Monaten genau dafür eintritt: Kein Make-up mehr. Keine Kriegsbemalung mehr auf der Bühne, sondern einfach nur sie, echt. Gute Frau.

Doch dann geht es los: Die gesamten restlichen Ergebnisseiten zeigen mir Links zu Anleitungen an, wie ich den »No-Make-up-Look« am besten hinbekomme – mit Make-up. Viele von uns schaffen es anscheinend wirklich nicht mehr, zu uns selbst zu stehen. Haare müssen gezupft werden, Unreinheiten und Augenschatten müssen überdeckt werden, und blonde Wimpern gehen schon mal gar nicht. Man kann noch so natürlich aussehen wollen, die Menschen da draußen dürfen auf keinen Fall glauben, dass es so etwas wie blonde Wimpern gibt. Wir sind so an die geschminkten Blicke gewöhnt, dass die ungeschminkten ungewöhnlich wirken. Lediglich ein Fünftel aller Frauen in Österreich schminkt sich nicht, also wirklich gar nicht. Das sind verdammt wenige.

Es ist einer meiner »Altes Rom«-Momente. Die habe ich immer, wenn ich mir denke, wir sind bereits so derartig wohlstandspervertiert, dass es nicht mehr lange dauern kann, bis das ganze Ding krachen geht. Dabei mag ich mir doch einfach nur hin und wieder keine Farbe mehr ins Gesicht klatschen!

Auf Spiegeldiät

In meiner Wohnung hängen drei große Spiegel – einer im Bad, einer im Flur und einer im Schlafzimmer. Und jetzt hängen über allen drei Spiegeln große Decken. Warum? Weil ich mir selbst gerade massiv auf die Socken gehe – es dreht sich mal wieder alles nur um mein Aussehen. Ja, Nunu, ist ja fein, dass du dich endlich schön findest und dass du dich endlich akzeptieren kannst, aber kann's bitte auch mal wieder um was anderes gehen?

Ich merk's ja eh immer wieder: Wenn ich mit meiner Nichte im Schwimmbad gleichzeitig ins Becken springe, ist mir komplett egal, wie ich aussehe – da gilt es, mit aller Kraft den Ruf der coolen Tante zu festigen.

Wenn ich zu Hause herumliege und Freunde spontan vorbeischauen, ist mir völlig schnurz, wie ich aussehe. Ich bin zu Hause und entspannt. Fertig.

Wenn ich auf meinem Fahrrad sitze und nach der Arbeit ein paar Kilometer runterstrample, ist mir egal, wie ich aussehe – ich will einfach nur spüren, wie mein Körper sich anstrengt nach der langen Sitzerei im Büro.

Aber in meinem urbanen Alltag auf Spiegel verzichten? Pfuh. Hart. Normalerweise brauche ich gerade in der Früh viele Blicke in den Spiegel, bis ich mich für gesellschaftsfähig halte. Und genau deshalb beschließe ich: Das muss auch ohne gehen. Wäre doch gelacht. Denk ich. Verdammt, ich will das nicht, denke ich aber gleichzeitig auch.

Im Internet lese ich, dass es eine Frau gibt, die das ein Jahr lang durchgehalten hat. Ein Jahr komplett ohne Spiegel, aber mit Make-up. Bitte, wie soll das gehen? Ich schaff es ja teilweise nicht mal mit Spiegel, mich halbwegs ansehnlich zu schminken. Und wie soll ich wissen, ob ich mich in meinem Outfit wohlfühle, wenn ich nicht sehe, wie ich darin aussehe?

Egal, ich probiere es. Und lege fest: In ein Geschäft gehen, sich alibihalber zwei, drei Teile nehmen und damit schnurstracks in die Umkleidekabine gehen, um den dortigen Spiegel auszunutzen, gilt nicht. Spiegel im Büro gelten auch nicht. Und mich bei jedem zweiten Auto im Seitenspiegel zu überprüfen ist sogar mir zu peinlich.

Die ersten drei Tage sind die Hölle. Permanent denke ich, ich habe wahlweise irgendwas im Gesicht, das dort nicht hingehört, oder meine Beine sehen in den Hosen scheiße aus – und das, obwohl ich weiß, dass meine Beine mit verdammt hoher Wahrscheinlichkeit genauso aussehen wie immer und nicht plötzlich über Nacht den doppelten Umfang bekommen haben.

Es ist unglaublich, wie nervös ich bin! Es fühlt sich an wie ein kalter Entzug. Sämtliche Leute, denen ich begegne, denken sich sicher: »Na puh, die hat heute aber noch nicht in den Spiegel geschaut, so fürchterlich, wie die aussieht!« – und sie haben wahrscheinlich sogar recht! Panikmodus!

Es dauert ein paar Tage, doch dann setzt die Entspannung ein: Obwohl mich ein paar Leute aufgrund meiner ungeschminkten Wimpern (Schminken ohne Spiegel? Definitiv nein!) darauf anreden, ob ich müde oder krank sei, verlaufen meine Tage überraschend unauffällig. Niemand rennt ob meines Anblicks schreiend davon. Niemand wirft mir angeekelte Blicke zu.

Nach einer Woche denke ich selbst kaum noch drüber nach. Ich kann mich in der Früh viel besser konzentrieren auf die Aufgaben, die mich während des Tages erwarten. Wäre das Leben entspannter, wenn es mir einfach immer komplett egal wäre, wie ich aussehe?

Und überhaupt, wie würde eine Welt aussehen, in der es keine Spiegel gäbe? Wenn niemand von uns wüsste, wie er oder sie selbst aussieht, und niemand schnell die eigene Optik überprüfen könnte, gäbe es dann diesen Beautywahn? Wären dann die schönen Menschen in den Medien Vorbilder? Oder ginge es dann schlicht um ganz andere Dinge, und äußerliche Schönheit wäre kein Kriterium?

Ich liebe ja solche »Was wäre, wenn ...«-Gedankenspiele. Meine Fresse, wäre das spannend: In einer Welt, in der wir uns selbst nicht sehen könnten, könnten wir uns auch nicht selbst runtermachen für optische Makel. Wir würden nicht dastehen und angeekelt unsere eigenen fetten Oberschenkel oder unsere Wabbelbäuche betrachten.

Klar, Schönheit gäbe es weiterhin, und Menschen würden wir als unterschiedlich attraktiv empfinden. Aber keine Kosmetikfirma dieser Welt könnte uns irgendwelche sinnbefreiten Stifte verkaufen, mit denen wir uns die Augenbrauen ausmalen können. Wie cool!

»Na ja, Narziss hat nur eine spiegelnde Wasseroberfläche gebraucht, um Narziss zu werden«, sagt ein Freund, nachdem ich ihm erklärte habe, wie toll die Welt doch ohne Spiegel wäre.

Hmpf.

Wenn ein einzelner Satz ausreicht, dich wieder auf den Boden zu holen.

Wer kennt sie nicht, die Geschichte von Narziss in der griechischen Mythologie: Narziss war ein wunderschöner Mann, keine Frage, und war heiß umworben. Jedoch: Als er sich selbst in einer Wasserquelle gespiegelt sah, verliebte er sich so sehr in sein eigenes Spiegelbild, dass er niemand anderen an sich heranließ und nur sich selbst anschmachtete.

Das Ende einer der Versionen des Mythos ist voll tragischer

Ironie: Er will sich unbedingt mit seinem eigenen Spiegelbild vereinen und ertrinkt. (Da wäre ein Spiegel halt doch gescheiter gewesen als eine Wasseroberfläche, das hätte maximal Schnittwunden gegeben.)

Nach zehn Tagen nehme ich die Decken wieder von den Spiegeln runter.

Ich stelle mich hin und betrachte mich.

Ich sehe mich an wie eine fremde Person.

Da steht eine relativ große Frau. Mit langen Beinen und einem breiten Becken. Mit großen Brüsten und etwas schiefen Schultern. Sie hat einen Bauch, aber auch eine Taille. Mit blonden Haaren und grünen Augen. Ihre Füße sind recht breit, an den Knien hat sie viel Haut und viele Narben. Sie hat Sommersprossen und auch ein paar kleinere Narben von Pickeln im Gesicht, außerdem ein paar Falten um die Augen und wenn sie angestrengt schaut, zwei senkrechte Falten zwischen den Augenbrauen. Ihr ganzer Körper ist weich und sehr hell. Am Schlüsselbein und am linken Knie hat sie zwei große Narben. Ihre Hände sind faltig, die Nägel kurz.

Die Kriterien »schön« oder »hässlich« habe ich überraschenderweise nicht im Kopf. Das, was ich sehe, bin ich. Und es fühlt sich verdammt gut an, sich beim Anblick im Spiegel nicht gleich abzulehnen.

Wie ist das eigentlich mit dem Narzissmus?

Die Sache mit den Selfies ist eigentlich komplett gaga: Nehmen wir das Beispiel mit den 75 Likes von vorhin. Da zeigen 75 Personen: Hey, ich find das Foto gut oder schön, ich find dich gut oder schön. Ein durchschnittlicher Bus öffentlicher Verkehrsbetriebe ist mit 75 Personen gut gefüllt. Man stelle sich vor, man steigt vorne in einen solchen Bus ein, und der gesamte Bus raunt ein anerkennendes »liiiike«, alle reißen die Hand mit dem ausgestreckten Daumen nach oben. Komische Vorstellung, oder?

Zahlreiche Studien haben jedenfalls gezeigt:

* Je mehr man sich selbst durch Selfies inszeniert, desto eher trägt man narzisstische Züge (interessanterweise fand diese Studie heraus, dass das stärker auf Männer zutrifft).
* Je mehr man sich in den sozialen Netzwerken bewegt, desto eher läuft man Gefahr, narzisstisch zu werden beziehungsweise narzisstische Wesenszüge zu verstärken.
* Die nach 1982 geborene Generation in den USA ist die narzisstischste der Geschichte.
* Gerade jene jungen Frauen, deren Selbstwertgefühl stark von ihrem Äußeren abhängt, bewegen sich sehr intensiv in den sozialen Netzwerken.

Mooooment mal. Ich liebe Facebook, ich mag es, viele Likes für meine Fotos zu bekommen. Bin ich deshalb narzisstisch? Von der Selbstablehnung direkt in die Selbstverliebtheit reingerutscht? Pfuh, hart.

Wobei zugegeben: Den Verdacht hatte ich in den letzten Monaten schon mehrmals. Vor einigen Wochen habe ich mir das Buch »Weiblicher Narzissmus« von Bärbel Wardetzki gekauft, konnte mich aber nicht überwinden, es zu lesen.

Doch jetzt ist es so weit. Gleich zu Beginn muss ich ordentlich schlucken: »Die meisten Frauen mit einer weiblich-narzisstischen Persönlichkeit haben Probleme, ihren Körper und ihr Gewicht anzunehmen und deshalb möglicherweise Schwierigkeiten mit dem Essen, auch wenn sie im herkömmlichen Sinne nicht essgestört sind. Auch sie leiden beispielsweise unter Hungergefühlen, die eigentlich keine sind und die mit mehr Essen nicht stillbar sind, weil es sich nicht um einen körperlichen, sondern um einen seelischen Hunger handelt. Vor allem Frustration, Langeweile, Traurigkeit und Einsamkeit sind Befindlichkeiten, in denen viele Frauen vermehrt essen oder das Essen verweigern, auch wenn sie ansonsten normal mit dem Essen umgehen können. Auch sollen häufig Selbstwertprobleme durch einen schönen, schlanken Körper wettgemacht werden. Wie viele Frauen machen ihr Wohlgefühl vom Gewicht abhängig und glauben, liebenswerter zu sein, wenn sie schlanker wären? Nicht selten nimmt dieses Denken zwanghafte Züge an, die die Lebensqualität dieser Frauen mindert.«

Verdammt! Erwischt!

Und Instagram und Facebook und der ganze Selfie-Wahnsinn machen's also nur noch schlimmer und uns alle zu einer Generation der Narzissten und Narzisstinnen.

Aber warum ist diese Selbstdarstellung, dieses Zeigen eines bestimmten Selbst, so wahnsinnig wichtig geworden? Ich selbst bin ja Teil dieses Spiels, ich wechsle beispielsweise meine Profilfotos auf Facebook immer wieder, weil ich mich auf diesen Fotos schön finde und das herzeigen möchte. Wie wäre das wohl in Zeiten vor dem Internet gewesen? Wäre ich mit ausgedruckten Bildern von mir herumgelaufen und hätte sie all meinen Freunden gezeigt: »Schau, wie schön ich bin!«? Ich glaube, das wäre mir dann doch um einiges zu peinlich gewesen. Stimmt also, das Internet trägt erheblich zur »Narzisstifizierung« meiner Welt bei. Uiuiui ...

Hille, eine Bekannte, die sich seit Jahren intensiv mit dem Thema Körperbewusstsein und Scham auseinandersetzt, sagt eines Tages zu mir: »Aber du weißt schon, dass Narzissmus und Scham ganz eng zusammenhängen?«

Wie bitte? Ich zeige mich her, weil ich mich schäme? Sollte ich mich da nicht eher verstecken? Es ist wohl eine Flucht nach vorne, ein Herzeigen der »Schokoladenseiten«, um die gefühlt hässlichen Seiten zu verstecken. Hille gibt mir den Tipp, mir einen Vortrag von Stephan Marks anzusehen. Marks ist Sozialwissenschaftler, der sich intensiv mit der Thematik »Scham« auseinandersetzt. Auch er sagt: Scham und Narzissmus gehören zusammen – und erklärt es sprachlich: Wenn Menschen sagen, sie schämen sich, dann kreisen sie ja um sich selbst und sind daher selbstbezogen. »Wo viel Narzissmus ist, ist häufig auch viel Scham und umgekehrt«, sagt er.

Ich finde den Gedanken spannend: Schämen sich diese Frauen, die sich so extrem auf Instagram selbst inszenieren, womöglich mehr für ihr eigenes Aussehen als ich mir vorstellen kann? Sind sie einfach die größeren Opfer dieser Gesellschaft, die ihnen einredet, dass runde Hüften oder Cellulite ein verabscheuungswürdiger Makel sind?

Unterricht in YouTube?

Ich bin für Social-Media-Unterricht in der Schule! Ich bin für Social-Media-Unterricht bereits in der Unterstufe! Einen anderen klaren Gedanken kann ich gerade nicht fassen. Eine Freundin hat mir ein Video geschickt, das ich gerade zum dritten Mal hintereinander ansehe: Kleine Mädchen, gerade mal so um die elf Jahre alt, machen YouTube-Videos und fragen, ob sie hübsch oder hässlich seien. Elfjährige. Da brauchen nur drei Leute sich einen »Spaß« zu machen und zu schreiben, sie seien hässlich, und schon glaubt das Kind, die ganze Welt fände sie furchtbar. Ganz abgesehen davon, dass sich in den Kommentaren auf den einen oder anderen Pädophilen schließen lässt (»Zeig doch mal mehr von dir, in dem Shirt kann ich das nicht bewerten!«).

Eine kurze Recherche auf YouTube ergibt: Es gibt Unmengen solcher Videos. Im Jahr 2015 war YouTube das Leitmedium von Jugendlichen. Eine Umfrage von YOU, der Messe für Jugendkultur, ergab: YouTube ist mit 61,5 Prozent Nutzung führend, liegt sogar noch vor dem Fernseher. Denn die Welt auf dem Videoportal, auf das jeder seine eigenen Clips hochladen kann, ist bunt und wild. Und Jugendliche, die mit ihren Selbstdarstellungsvideos viele Follower sammeln können, die sogenannten Influencer, also »Beeinflusser«, werden umworben von Firmen, um deren Produkte zu platzieren, und für viele ist es ein Traum, von ihren Videos leben zu können. Einige schaffen das sogar und nehmen dabei bewusst in Kauf, dass sie im Grunde nichts anderes sind als lebende Litfaßsäulen (deren berühmteste wohl Kim Kardashian ist).

Wenn Kinder, die mit zehn noch mit der Barbie gespielt haben, mit elf aussehen wollen wie Barbie, dann haben wir ein Problem, dem man auf allen möglichen Ebenen entgegentreten sollte. Ich bin also sehr dafür, dass es so etwas wie Unterricht für Social Media gibt. So wie beim Führerschein: Liebes Kind, du bist noch nicht alt genug, du darfst Instagram noch nicht nutzen. Und wenn du es nutzt, gilt der Online-Vertrauensgrundsatz:

»Die Teilnahme an Instagram, YouTube und Snapchat erfordert ständige Vorsicht und gegenseitige Rücksichtnahme; dessen ungeachtet muss jeder Social-Media-Benutzer davon ausgehen, dass andere Personen die für die Benützung der sozialen Medien maßgeblichen ethischen Vorschriften nicht befolgen. Er oder sie soll davon ausgehen, dass es sich bei den anderen Usern um Personen handelt, aus deren augenfälligem Gehabe geschlossen werden muss, dass sie unfähig sind, die Gefahren des Narzissmus und der Selbstbezogenheit zu sehen oder sich dieser Einsicht gemäß zu verhalten.«

Es macht mir wirklich Angst. Erst vor Kurzem veröffentlichte die medizinische Fakultät der Universität Wien eine Studie, die zu dem Ergebnis kommt, dass fast ein Viertel der Jugendlichen zwischen zehn und 18 Jahren psychisch krank sei. Das ist nur um wenige Prozentpunkte weniger als der Anteil psychisch Kranker in der Gesamtbevölkerung, aber Entschuldigung: Sollte es nicht viel weniger sein? Entstehen wirklich so viele Angst- und Essstörungen, Traumata und Depressionen bereits in der Kindheit und Jugend? Und wieso ist der Anteil so hoch?

Mein unwissenschaftliches Bauchgefühl: Es geht einfach alles viel zu schnell. War man früher als Jugendlicher glücklich, wenn man einmal alle ein oder zwei Jahre neue Sneakers der aktuellen In-Marke bekam, kommen inzwischen bereits alle paar Wochen neue Modelle heraus, die man unbedingt haben muss, um »dazuzugehören«. Dass sich dieses Trendrad immer schneller drehen kann, wird sicherlich auch durch die sozialen Medien unterstützt. Alle paar Minuten trendet ein neuer Hashtag, erzählen dir irgendwelche Blogger, wie super diese neue Sonnenbrille ist, und überhaupt, diese Body Lotion, die muss man jetzt haben. (Ich bin ja Spezialfan von Influencerinnen in ihren Zwanzigern, die glücklich Gesichtsmasken mit Hyaluron anpreisen und erklären, dass jetzt ihre ganzen Fältchen weg seien ...)

Das muss irgendwie aufhören. Oder zumindest kontrolliert werden. Ich komme mir zwar sehr alt vor bei diesem »Das wird alles nicht gut enden mit der Jugend von heute«-Gefühl, aber: Ich möchte, dass meine Nichten und Neffen in einer Welt groß werden, in der man Freunde hat, weil man ein herzensguter, offener und hilfsbereiter Mensch ist, und nicht, weil man auf Instagram Tausende Follower hat und Bildbearbeitungsapps im Schlaf bedienen kann ...

Das Fett und die Gesundheit

»Wer dick ist, ist krank!«

»Dicke Menschen sind ein Gesundheitsrisiko auf zwei Beinen!«

Jede Frau, die etwas mehr auf die Waage bringt und dazu steht, hat dieses Totschlagargument unter Garantie schon mal in dieser oder ähnlicher Form gehört. Auch ich habe das Vergnügen – bei einem Spaziergang mit Lisa, der Medizinerin unter meinen Freundinnen.

»Es ist wunderbar, durch die Gegend zu laufen und so viel mehr Menschen plötzlich schön zu finden. Es baut mich richtig auf!«, erkläre ich ihr.

»Na ja, wenn sie so richtig fett sind, ist das nicht mehr schön«, antwortet sie.

Autsch.

»Aber Moment mal, nicht mal die Philosophie schafft es, Schönheit zu definieren. Jemand ist vielleicht in deinen Augen nicht schön, aber das heißt doch nicht in den Augen aller!«, widerspreche ich.

»Ich sehe das medizinisch. Ich bin bei so vielen Operationen dabei, und es ist unglaublich, welche Schwerarbeit Chirurgen bei so richtig übergewichtigen Menschen leisten müssen. Es gibt außerdem einfach medizinische Probleme, angefangen von Gelenkproblemen bis hin zu Diabetes und Herz-Kreislauf-Erkrankungen.«

Ja, da mag sie recht haben, was extremes Übergewicht angeht, also Adipositas. Das ist eine gefährliche Krankheit und nicht gesund, egal, wie man es dreht und wendet. Doch in den anderen Fällen habe ich da ein paar große Abers!

Erstens erscheinen inzwischen gefühlt im Jahresrhythmus Studien, die besagen, dass man mit leichtem Übergewicht die längste Lebenserwartung hat. Ideal sei ein Body-Mass-Index (BMI) von 27 (ab dem Index von 25 wird man von der Weltgesundheitsorganisation WHO schon für übergewichtig eingestuft, die Empfehlung ist, dass man dringend abnehmen solle). Die Definition von Dicksein nach dem BMI ist übrigens in meinen Augen ein ziemlicher Blödsinn: Der BMI ist eine Maßzahl für die Bewertung des Körpergewichts eines Menschen in Relation zu seiner Größe. Und genauso ungenau und über den Daumen gepeilt, wie sich das anhört, ist es auch.

Übrigens wurde der BMI von einer Versicherung als Maßeinheit für unsere Körper »erfunden«. Also eigentlich erfunden hat ihn im 19. Jahrhundert der Statistiker Adolphe Quetelet, der das große Ziel hatte, den statistisch durchschnittlichsten Mann zu definieren. Von durchschnittlicher Muskelkraft im rechten Arm bis hin zur durchschnittlichen Länge seiner Ehe interessierte Quetelet alles, und an allem vor allem: der Durchschnitt. So kam er irgendwann auf den BMI. Aber Durchschnitt hieß für ihn weder dünn noch dick. Dann kam in den Fünfzigerjahren des vergangenen Jahrhunderts ein findiger Mensch bei der Metropolitan-Life-Versicherung drauf, dass man mit diesem Durchschnittswert ja Risikofaktoren definieren kann. Die Versicherung entwickelte Gewichtsklassen, definierte darauf basierend Risikozuschläge für ihre Versicherung und schon konnte man von schwereren Menschen mehr verlangen als von leichteren. Ja, es ging am Anfang schlicht und einfach ums Kohlemachen, und das auf ziemlich willkürlicher Basis.

Dass man vom BMI nicht wirklich auf Übergewicht schließen kann, zeigt sich daran, dass verdammt viele Spitzensportler dem BMI nach als übergewichtig gelten. Warum? Ganz einfach: Weil Muskelmasse schwerer ist als Fett! Wer eindeutig übergewichtig und dabei auch noch unsportlich ist, der braucht keine Zahl, um festzustellen, ob er oder sie in einer Risikogruppe ist. Und für alle anderen, schlankeren Leute ist der BMI einfach zum in die Haarwurzeln massieren. Echt sinnlos. Kann man vergessen.

Und wie gesagt: Leichtes Übergewicht muss nicht zwingend etwas Schlechtes sein. (Wobei dieses Ding mit dem »leichten« Übergewicht ja ziemlich definitionselastisch ist, wenn schlanke Frauen bereits behaupten, sie seien fett, weil sie in Jeansgröße 29 nicht mehr reinpassen.) In einem Interview mit der »Süddeutschen« erklärte zum Beispiel die Hamburger Gesundheitswissenschaftlerin Ingrid Mühlhauser, dass bei Patienten mit Herzinfarkt, Krebs oder Infektionen und bei Patienten auf der Intensivstation die Prognose bei leichtem Übergewicht besser sei, weil sie Fettreserven haben. Der Ausdruck »rund und gsund«, wie er in Österreich verbreitet ist, kommt also nicht von irgendwoher.

Dieses erste Aber hat natürlich ein eigenes Aber: Dick ist nicht gleich dick, untergewichtig ist nicht gleich untergewichtig. Ein dicker Mensch kann fit sein wie ein Turnschuh, dreimal die Woche Sport machen, sich gesund ernähren, und trotzdem dick sein. Ein dünner Mensch kann sich von Junkfood ernähren (und einen hyperschnellen Stoffwechsel haben), viel Alkohol trinken und rauchen wie ein Fabrikschlot – und trotzdem kein Gramm zunehmen. Man kann Menschen vielleicht an Hautton und -beschaffenheit, an der Haltung und anderen Faktoren den Gesundheitsgrad ansehen, aber nicht am Gewicht.

Ungesund lebt man, wenn man sich nicht bewegt. Wenn man von der Wohnung mit dem Lift runter auf die Straße fährt, dort ins Auto steigt, mit dem Auto in die Tiefgarage des Arbeitsplatzes fährt, von dort mit dem Lift rauf ins Büro, und den gesamten Tag vorm Computer sitzend verbringt. Mit Ausnahme der

Mittagspause, wo man sich entweder ein fettiges Menü in der Kantine einverleibt oder ein viel zu salziges Fertiggericht in die Mikrowelle schiebt. Wenn man, wieder zu Hause, jeden Abend mit der Chipstüte in der Hand in den Bildschirm glotzt und sich berieseln lässt, um vom Büroalltag abzuschalten. Ja, dieser Lebensstil ist schlicht und einfach ungesund und gefährlich. Leben ohne Bewegung und gesundes Essen ist schlecht. Punkt. Dieses Argument unterschreibe ich. Und trotzdem kann es sein, dass ein Mensch, der so lebt, schlank oder zumindest nicht rasend fett ist.

Dieses Totschlagargument gegen dicke Menschen nervt mich einfach. Fette Menschen seien nicht gesund, fette Menschen belasteten unser Gesundheitssystem. In so vielen Gesprächen habe ich das schon gehört. Und wie gesagt: Ja, Fettleibigkeit, also Adipositas, ist gefährlich und führt zu erhöhtem Krankheitsrisiko sowie verminderter Lebenserwartung. Adipositas ist aber in sehr vielen Fällen genauso eine psychische Erkrankung wie die Magersucht. Dass ein »Na, dann iss doch endlich mehr« bei Magersüchtigen nicht wirklich zielführend ist, wissen wir inzwischen. Magersucht muss auf physischer und psychischer Ebene therapiert werden. Aber immer noch wird so vielen adipösen Menschen nicht nur von ihrer Umwelt, sondern auch von ihren Ärzten geraten: »Nehmen Sie endlich ab!«

Wirklich? So einfach ist die Lösung also? Nein, ist sie nicht. Auch Adipositas ist psychotherapeutisch zu behandeln. Es gibt immer Gründe, warum Menschen aufhören zu essen – und es gibt immer welche, warum sie nicht mehr aufhören können zu essen.

Ich kann es gar nicht oft genug betonen: Jeder Körper ist schön, und wir müssen dankbar dafür sein, was unsere Körper uns erleben lassen. Aber wir müssen unsere Körper eben auch entsprechend behandeln. Es tut nicht weh, hin und wieder mal eine Pizza zum Abendessen zu verdrücken, beim Weihnachtskeksebacken die Hälfte des Teiges bereits vorm Backen verdrücken (was ich natürlich nie tun würde), oder mal einen über den

Durst zu trinken (ebenso: Ich doch nicht. Nie!). Aber grundsätzlich ist es natürlich wichtig, seinen Körper so zu behandeln, dass er gesund bleiben kann.

All diese Gedanken schwirren mir durch den Kopf, während ich mit Lisa durch den Wienerwald spaziere. Ich versuche sie in Worte zu fassen: »Ja, schon klar, ich stimme dir zu, was hohes Übergewicht angeht. Der Anstieg der Todesfälle durch Herz-Kreislauf-Erkrankungen kommt nicht von irgendwoher. Es gibt immer mehr Krankheiten, die im Zusammenhang mit starkem Übergewicht stehen. Und tendenziell haben wir im Westen seit den 70ern im Durchschnitt ordentlich zugelegt. Aber darf eine dicke Frau sich nicht auch schön fühlen? Es geht beim Schönheitsbegriff ja nicht um fett oder nicht fett, sondern es geht um alle! Bei einer Superschlanken sind die Leute überrascht, wenn sie sagt, sie fühlt sich nicht schön – bei einer Dicken überrascht's niemanden.«

»Findest du dicke Menschen denn schön?«

Hat sie mich das gerade wirklich gefragt?!

»Lisa, ich habe mich mein Leben lang zu fett und zu hässlich gefühlt, und ich freu mich einfach, dass ich endlich nicht mehr nur Magermodels in den Zeitschriften sehe! Himmel noch mal, ich finde dünne Menschen schön, ich finde dicke Menschen schön, da kommt es doch auf so viel anderes auch noch an. Aber ich bin heilfroh, dass ich endlich auch dicke Menschen in den Medien sehe – weil's mir so leichter fällt, mich selbst schön zu finden!«

»Aber du, du bist doch nicht dick!«

Es ist die klassische Freundinnenantwort: Du? Du bist ja nicht dick. Ein bisschen rund vielleicht, du hast halt Kurven, aber dick? Nein, dick bist du nicht.

»Ich habe einen BMI von 26. Muss ich jetzt also dringend abnehmen, wie die Weltgesundheitsorganisation sagt, oder froh sein, dass ich Reserven habe, falls ich auf einer Intensivstation lande? Bin ich jetzt normal oder dick?«

Lisa wird's zu viel. »Weißt du was? Können wir bitte darüber reden, wie super diese neue Netflix-Serie ist, die mit den Schülern? Ich glaub, wir kommen da jetzt nicht weiter bei dem Thema.«

Schulterzuckend und ein bisschen ratlos stimme ich zu.

Marcel Hirscher hat Übergewicht

Wie es der Zufall so will, erscheint wenige Tage nach meinem Streit mit Lisa ein Artikel, der mal wieder genau dieses Totschlagargument, fett zu sein sei ungesund, anführt. Es geht um das Sozialsystem, es geht um den BMI, es geht um Tess Holliday und die übergewichtige Fitnesstrainerin Louise Green und was für ein schlechtes Vorbild sie seien. Und es geht darum, dass die Body-Positivity-Bewegung eine neue Ideologie sei: »Allerdings schlägt die Euphorie darüber, mit dem eigenen Körper als schön gelten zu dürfen – egal, wie schwer er ist –, neuerlich in eine ideologische Zuspitzung um, diesmal in die Gegenrichtung.«[6]

Ich glaub es ja nicht. Erst vor wenigen Tagen war mal wieder Finale von »Germany's Next Topmodel«, einer Serie, in der Unmengen untergewichtiger Mädchen um die Krone der Schönsten im Land buhlen (denn im Grunde ist GNTM nur eine auf mehrstündige Staffeln angelegte Misswahl), in wenigen Wochen beginnen die diversen Fashion Weeks von Berlin bis New York, von wo uns immer wieder Horrorstorys à la »Models dort ernähren sich von in Orangensaft getränkten Wattebällchen« erreichen – und der Artikel hat nichts Besseres zu tun, als gegen ein Plus-Size-Model und eine übergewichtige Fitnesstrainerin

6 Wer sich den ganzen Artikel durchlesen will: https://www.profil.at/meinung/ueber-gewicht-8165628

zu keilen. Und wieder wird der Body-Mass-Index und die Behauptung der Weltgesundheitsorganisation, dass man ab einem BMI von 25 bereits übergewichtig sei, angeführt.

Nur noch mal zur Klarstellung:

* Marcel Hirscher, in den vergangenen Jahren unzweifelhaft bester Profi-Schifahrer der Welt, hat einen BMI von 25.
* Vladimir Klitschko, Boxweltmeister, hatte zum Zeitpunkt seines Sieges einen BMI von über 27.
* Weltmeister-Torwart Manuel Neuer hat einen BMI von 24,7 – er »kratzt« also am Übergewicht.

Ja, krankhaftes (!) Übergewicht hat gesundheitliche Implikationen. Aber Dicksein jeglicher Art (und wenn es nur in den Köpfen der Frauen vorhanden ist) hat gesellschaftlich noch viel schlimmere Implikationen. Warum wird so oft darauf herumgeritten, was die gesundheitlichen Auswirkungen sein können, und nicht wahrgenommen, was die gesellschaftlichen Auswirkungen bereits sind? Warum gibt es so viele böse Kommentare gegen die Fat-Acceptance-Szene (die ich ja auch nicht unkritisch sehe)? Warum wird nicht wahrgenommen, dass diese Szene im Grunde eine Trotzreaktion auf das gesellschaftliche Schlankheitsdiktat ist? Und welcher Zacken würde bitte schön Journalisten, die auf BMI und Gesundheit herumreiten, aus der Krone brechen, wenn sie die Diskussion auf der Ebene von »Ihr dürft euch schön fühlen, wie ihr seid, aber ihr müsst etwas für eure Gesundheit tun, egal ob ihr dick oder dünn seid« führen würden? Anstatt einfach nur »Ihr seid alle viel zu fett, das ist eine epidemische Gefahr« zu schreien?

Hat sich eigentlich schon mal wer überlegt, dass es sogar ziemlich cool ist, dass es eine übergewichtige Fitnesstrainerin gibt? Es gibt unzählige dicke Frauen, die sich nicht ins Fitnesscenter trauen aus Angst, angestarrt zu werden. Und solche, die sich nicht trauen, ein paar Minuten joggen zu gehen, aus Angst, von anderen Läuferinnen ausgelacht zu werden. Wie inspirierend ist es dann, wenn da plötzlich eine dicke Frau steht, läuft, Fitnessübungen oder Yoga macht, und man sich mit ihr identifizieren kann? Da ist der Einstieg in ein erhöhtes Bewegungsbewusstsein doch gleich mal viel einfacher! Mich regt das wirklich auf: Einerseits wird geschimpft, dass dicke Menschen unsportlich und daher ungesund sind, und dann gibt es dicke sportliche Menschen und die werden sofort als schlechte Role Models hingestellt. Mit so einer Argumentation holt man wahrscheinlich nicht eine einzige dicke Frau vom Sofa – wer will sich schon freiwillig schräg anschauen lassen?

Und doch ist ein bisschen dran an der Behauptung des Artikels, dass die Euphorie darüber, den eigenen Körper als schön zu empfinden, ins ideologische Gegenteil umschlagen kann. Am Abend scrolle ich mal wieder durch meinen Instagramfeed. Lauter tolle Frauen. Doch nicht nur eine schreibt zu einem Foto von sich: »Real women have curves« – Echte Frauen haben Kurven. Es sind leider viele, die ihre Fotos mit dieser gewissen Arroganz und diesem Trotz kommentieren. Anderes Beispiel: »Wer will sich schon beim Sex mit einem Klappergerüst wehtun?«.

Himmel noch mal! Nein! Body Positivity heißt eben nicht, dass nur dicke oder kurvige Frauen schön oder »echte« Frauen sind. Nein, alle Frauen sind schön. Alle Frauen sind echte Frauen. Alle Frauen haben das Recht, sich schön zu finden. Alle haben das Recht, sich selbst zu akzeptieren und sich nicht von Medienmainstream und gesellschaftlichen Idealen beeinflussen zu lassen. Alle haben das Recht auf Selbstwertgefühl und Selbstbewusstsein.

Mich regt das auf. Frauen, die sich jahrelang sagen lassen mussten, dass nur schlank schön ist, stellen sich jetzt hin und behaupten schlicht und einfach mal frech das Gegenteil. Echt jetzt? Muss es gleich das Gegenteil sein? Das ist doch kindisch!

Und es ist schade, dass es da schon wieder um Ausgrenzung geht. Es ist schade, dass Frauen immer wieder ihr Selbstbewusstsein darauf aufbauen, andere »klein« zu reden. Es ist schade, dass sie nicht verstehen, dass es nicht nur die runderen Frauen sind, die unter dem medialen Bild von Schönheit leiden – es sind alle Frauen.

So toll ich es finde, dass ich mich nicht mehr nur superschlanken Frauen in den Medien aussetzen muss, und so entspannend es ist, meinen eigenen Blick für die Schönheit anderer Körperformen zu entwickeln: Dieses Kampfgeschwafel in Sachen Fett nervt mich.

Nein, man muss den Menschen nicht einhämmern, dass Fett etwas Schönes ist. So wichtig es mir ist, endlich dahinterzukommen, warum wir Frauen uns fast schon grundsätzlich beschissen und hässlich fühlen, wenn es um unser Äußeres geht, so sehr merke ich immer mehr: Ich will diesen Körper bewegen. Nicht, um schlank zu werden, sondern um gesund zu bleiben. Mein Körper ist das Ergebnis der Art, wie ich ihn behandle. Ich lerne gerade, meinen Körper zu lieben, inklusive Wabbelbauch und Rechteckshintern – und weil ich ihn so lieb habe, wird er ab jetzt mit dem versorgt, was er braucht.

So, und jetzt gehe ich meine abendliche schnelle Runde um den Block.

»Ich will dich halt perfekt haben«

»Wahnsinn, war das Essen gut!«, sage ich zu meiner Mutter, als wir von der Geburtstagsfeier meines Bruders aufbrechen, wo seine afghanischen Freunde für ihn gekocht hatten.

»Ja, aber du hast wieder zugenommen!«, ist ihre Antwort.

»Mama, ich kann's nicht mehr hören. Es muss egal sein!« Mir treibt es die Zornesröte ins Gesicht. Dieser Kommentar ist der eine zu viel.

»Aber du warst halt so viel hübscher letzten Sommer mit weniger Gewicht!«

Ich korrigiere: Dieser Kommentar ist der eine zu viel. Sie schafft es sogar, unabsichtlich noch mal nachzutreten.

Diesmal kann ich es nicht mehr runterschlucken. Zu oft habe ich es schon gehört. Zu oft war mein Gewicht Thema bei Familienfeiern. Seit frühester Kindheit kommentierten wahlweise Tanten, Cousinen oder der Opa meine Kilos oder mein Essverhalten. Hatte ich abgenommen, wurde ich gelobt. Hatte ich zugenommen, kamen spitze Seitenhiebe.

»Wenn du fünfzehn Kilo weniger hättest, könntest du modeln, aber so …«

»Na, hast wieder zugenommen, oder?«

»Dir schmeckt's in letzter Zeit aber gut, gell?«

Lange Zeit dachte ich mir, das sei normal. Nein, das ist es nicht. Oder anders: Es ist in unserer Familie zur Normalität geworden, und ich kann damit nicht mehr umgehen.

Ich bin nicht die Einzige in der Familie, die so bewertet wurde. Ich war halt die zu Dicke. Eine Cousine die zu Dünne. Eine andere die zu Kleine. Die Nächste die zu Zarte. Wieder eine andere die Spitzmaus. Jede hatte ihr Label. Die eine, an der es optisch gerade nichts auszusetzen gab, war dann einfach die Hysterische. Sowohl auf der väterlichen Seite meiner Familie als auch auf der mütterlichen Seite war und ist es üblich, dass das Aussehen der Frauen bewertet wird. Bevorzugt von den Frauen selbst.

Männer wurden übrigens nur dann bewertet, wenn sie »jetzt langsam aber wirklich zu fett« wurden – und wir sprechen hier beispielsweise von einem Onkel, der so dick war, dass mein Bruder mir als Kleinkind erfolgreich einredete, dass der einen Medizinball verschluckt habe. Ich kann mich gut erinnern, wie ich seinen Bauch damals immer wieder sehr verwundert von unten betrachtete. Allerdings: Wenn der Familie mal ein schöner Sohn gelang, war das sehr wohl Thema. Was für ein fescher Kerl das sei, ganz der Opa.

Jetzt, nach der Geburtstagsfeier, reicht es mir. »Ich kann es einfach nicht mehr hören. Hast du vielleicht irgendwann mal drüber nachgedacht, dass mein Gewicht auch etwas mit meiner Stimmung zu tun haben könnte? Dass ich zunehme, wenn es mir nicht gut geht?«

Die Mutter ist still und schaut mich erschrocken an.

»Ich kann mich an kein einziges Familienfest erinnern, an dem nicht irgendwann Thema war, wie viel ich gerade wiege! Das kann doch nicht sein, dass ich immer noch danach bewertet werde! Du hast so ein Glück mit mir, ich bin alles andere als ein Sorgenkind: Ich lebe komplett eigenverantwortlich, brauche keinen Cent von euch, ich habe nie massiv revoltiert, halte Kontakt, habe einen tollen Freundeskreis von lauter Menschen, die du magst, ich bin nicht dumm, ich mache was aus mir, ich habe eine Karriere – und trotzdem ist es dir wichtig, ob ich eine Kleidergröße mehr als letzten Sommer trage?«

Die Mutter ist etwas überrumpelt und antwortet dann zögerlich: »Aber ich bin ja stolz auf dich, das weißt du doch! Nur will ich dich halt perfekt haben!«

»Aber warum sind zehn Kilo weniger für dich perfekt? Du bist doch selbst auch immer dick gewesen, warum ist es bei mir so ein Thema?«

Und dann sagt sie etwas, das mich erschüttert: »Weil ich glaube, dass mein Leben mit weniger Kilos besser gewesen wäre.«

Als ich nachfrage, spricht sie von der Kleidung, in die sie hineingepasst hätte. Ich denke, dass mehr dahintersteckt, frage aber nicht nach. Stattdessen mache ich ihr gegenüber endlich auf. Es kostet mich viel Mut: »Mama, ich habe mich mein ganzes Leben für einen hässlichen Besen gehalten. Für die große Dicke, die halt mit dem Kopf punkten muss. Ich war aus genau diesem Grund mit dem Ex viel zu lange zusammen – weil ich Panik hatte, dass er meine einzige Chance ist. Das kannst du doch nicht für mich wollen! Warum kann man nicht sagen: ›Kind, Hauptsache, du bist glücklich‹?«

»Ich will ja, dass du glücklich bist!«

Klar, meine Mutter steckt natürlich auch in einem gelernten System. In diesem System werden die Frauen nach ihrer Optik bewertet. Und um als mollige und später dicke Frau bestehen zu können, hat sie nach außen hin ihre Weiblichkeit ausgeschaltet. Auch über sie gab es immer wieder Kommentare. Sie ließ sich nie etwas anmerken.

Plötzlich erinnere ich mich an ein anderes Gespräch mit ihr: Vor ein paar Wochen fragte ich meine Mutter, was für sie denn Attraktivität sei. Sie sollte es mir aus dem Bauch heraus beantworten. Kurz zögerte sie, dann kam ein eher fragendes »körperliche Attraktivität, also wie die Resi« (Resi ist eine Naturgewalt von einer Frau – groß, kurvig, strahlend, laut), gefolgt von »geistige Attraktivität. Schlau sein halt.« Dann zögerte sie wieder. Nach einer kurzen Pause sagte sie dann zwei Worte, die in mir noch lange nachhallten: »Nicht ich.«

Nicht ich. Zack.

Binnen Sekunden fiel es mir damals wie Schuppen von den Augen. Warum ich mich in meinen Teenagerjahren immer wie ein Kumpel, aber nie wie ein Mädchen gefühlt hatte. Ich hatte es nicht gelernt. Denn ich kann mich nicht erinnern, dass meine Mutter sich jemals für ihr eigenes Aussehen hat loben lassen.

Die Ironie an der Geschichte ist: Meine Mama schaut Bombe aus. Sie hat ein schönes Gesicht, sie ist groß, ja, sie ist dick, und es passt zu ihr. Wenn sie lacht, strahlt die Wärme, die von ihr ausgeht, im ganzen Land (und scheppern alle Fenster, das ist definitiv etwas, was ich von ihr geerbt habe). Und nicht nur ich finde meine Mutter schön, auch Freunde von mir sagen immer wieder, sie würde so jung und toll aussehen, so strahlen, so eine fesche Frisur haben – und überhaupt, ihre tollen Haare. Ich kann mich allerdings nicht erinnern, dass sie jemals anders reagiert hätte als »Ach Quatsch« oder »Die müssen das ja sagen«.

Letztes Jahr hatten wir mal wieder ein großes Familienessen. Das findet seit locker sechzig Jahren immer im selben Gasthaus statt. Die Wirtin – eine Jugendfreundin von Mama. Meine Mutter trug einen leuchtend roten Pulli und eine enge schwarze Hose, was von der Wirtin mit einem »Jöö, ein rotes Osterei ist da!« kommentiert wurde. Mama reagierte mit schallendem Lachen – und ich bin mir bis heute nicht sicher, ob sie es wirklich lustig fand oder es einfach weglachte.

Es ist traurig. Meine Mutter wollte und will mir das perfekte Leben ermöglichen, und zu diesem perfekten Leben gehört in ihren Augen das Schlanksein. Leider hatte das den entgegengesetzten Effekt: Meine Figur ist der Bereich in meinem Leben, mit dem ich hadere und den ich permanent hinterfrage. (In allen anderen Bereichen haben meine Eltern übrigens verdammt viel richtig gemacht.)

Abgesehen davon, dass ich mich selbst für Durchschnitt im positivsten Sinne halte, bin ich sicher auch nichts Besonderes, was die Beziehung zu meiner Mutter angeht. Zeitschriften hin,

Social Media her, kaum etwas beeinflusst unser Selbstbild als Frauen so sehr wie das Selbstbild der eigenen Mutter.

Studien zu dem Thema kommen alle zu einem ähnlichen Schluss: Das Selbstbild der Mutter wird der Tochter quasi mit der Muttermilch mitgegeben. Bei der Tochter kann sich das dann auf unterschiedliche Art und Weise äußern, von der Spiegelung bis hin zur absichtlich komplett konträren Ausrichtung ist alles drin – aber ein Zusammenhang zwischen Mutter- und Tochterverhalten ist fast immer erkennbar. Laura Arens Fuerstein, eine Psychotherapeutin aus New York, erklärt in ihrem Buch »My mother, my mirror« sehr deutlich, wie sich ein verschobenes Selbstbild der Mutter unweigerlich auf die Entwicklung der Tochter auswirkt.

Ja, wir setzen uns täglich einem multimedialen Frauenbild aus, sehen Schlankheits- und Fitnesswahn, Photoshop und permanente Selbstoptimierung, aber dabei dürfen wir nie vergessen: Wie sieht sich eigentlich unsere Mama? Und was haben wir davon mitgenommen?

Weg mit der Waage!

Gut, was habe ich also bisher gelernt?

* Sich selbst vor dem Spiegel Komplimente zu machen, fühlt sich zwar mörderisch seltsam an, hat aber eine sehr empfehlenswerte Langzeitwirkung.
* Den Spiegel mal eine Zeit lang komplett zu verbannen, trägt ungeheuer zur Entspannung bei, was diesen ganzen Schönheitswahn angeht.
* Bewegung muss sein – und Bewegung macht glücklich. Die Glückshormone, die mir Sport ins System spült, machen so manchen emotionalen Dämpfer wieder gut.
  Trotzdem hat mein innerer Schweinehund zu häufig die Oberhand.
* Ich bin dankbarer für den Körper, den ich habe, und dafür, was dieser Körper mich alles erleben lässt.

Aaaaaber: Seit Monaten beschäftige ich mich nun mit Body Positivity, entdecke meinen eigenen Körper neu, bewundere meine Kurven und Dellen, gehe mit offeneren Augen durch die Straßen, empfinde mehr Frauen als schön, und erkläre meinen Mitmenschen endlich, dass ich glücklich sein will, so wie ich bin. Dass ich mich schön finden will, egal, ob ich nun fünf Kilo mehr oder weniger wiege.

Und dann? Dann steige ich auf die Waage, stelle fest, dass

ich tatsächlich fünf Kilo in den vergangenen fünf Monaten zugenommen habe – und weg ist all meine Motivation, all mein mühsam erarbeitetes positives Denken. Ich wiege also wieder so viel wie »damals«. Damals, als ich mein Äußeres gehasst habe. Sofort denke ich wieder: Ich muss abnehmen. Jetzt. Sofort.

Die Hirnstrudel, in die ich nie wieder hineingeraten wollte, sind plötzlich wieder gefährlich nahe. Das Notfallprogramm muss her: die »schlanke« Hose anprobieren, Instagram durchscrollen, spazieren gehen, mich bewegen, gesundes Essen kaufen – Dutzende Möglichkeiten, mich wieder aufzubauen, strömen mir durch den Kopf. Aber dazwischen eben immer wieder dieses »Ich ess einfach den ganzen Tag nix« – wissend, dass ich das erstens nicht durchhalte und dass das zweitens ziemlich ungesund ist.

Der erste Punkt des Notfallprogramms ist riskant, er birgt nämlich die Gefahr, dass ich noch tiefer ins emotionale Loch falle – aber ich tue es trotzdem: Ich probiere meine »schlanke« Hose an, die geliebte Jeans aus Kopenhagen. Insgesamt sehr weit und ganz gerade geschnitten, ist sie herrlich lang, liegt auf der Hüfte und macht gemeinsam mit einem engen Oberteil einfach eine tolle Figur.

Damals – im Jahr 2002 – war ich alleine mit meinem Rucksack durch Europa unterwegs und hatte Größe 44. Dennoch nahm ich auch eine 42er-Jeans in die Umkleide des Kopenhagener Textilschweden – und sie passte wie angegossen! Begeistert schlug ich zu – und es war mir völlig egal, dass das wieder ein paar hundert Gramm mehr auf meinem Rücken sein würden.

Die Hose begleitete mich durch mein ganzes Studium. Mit dem Beginn meiner beruflichen »Karriere« war es dann allerdings irgendwann vorbei: Acht Stunden am Tag sitzen, wenig Bewegung, viel Junkfood – die Hose ging nicht mehr zu.

Ich erinnere mich noch, in meiner dicksten Phase bekam ich die Hose nicht mal über den Hintern. Weggeben konnte ich sie trotzdem nie. Und siehe da, letzten Sommer passte sie plötzlich wieder wie angegossen. Da war sogar wieder etwas Luft rund um Hintern und Oberschenkel.

»Wenn die noch zugeht, ist noch nicht alles verloren«, denke ich mir jetzt während meiner Panikattacke und steige in die Hose. Okay, über den Hintern geht sie. Bauch einziehen - und sie geht auch zu. Uff. Sehr knackig, aber sie geht zu.

Doch meine Laune steigt nicht wirklich. Scheiße, scheiße, scheiße! Ich bin fast wieder dort, wo ich nie wieder hinwollte. Bin ich also doch nur glücklich gewesen, weil ich abgenommen hatte? Ist meine Behauptung, dass man jetzt schön ist und nicht erst in fünf Kilo, für mich nur ein Spruch?

Unglaublich, was da gerade in mir abgeht. Ich stelle mich auf die Waage, und auf einmal schmeißt es mir mein gesamtes, hart erarbeitetes positives Selbstbild durcheinander? Das kann es jetzt aber nicht geben.

Aber dann dämmert es mir: Ich habe mich in den letzten Wochen nicht wirklich an die »Regeln« von Body Positivity gehalten! Ich habe mir zwar dauernd eingeredet, ich sei schön und super, aber richtig gekümmert habe ich mich um meinen Körper nicht. Ich habe mich schlecht ernährt, ich habe mich sehr wenig bewegt, sogar auf mein geliebtes Fahrrad hab ich in den letzten Wochen temperaturbedingt verzichtet.

So funktioniert Body Positivity eben nicht. Es ist keine Ausrede dafür, einfach gar nicht mehr auf seinen Körper zu achten. Einfach nur zu sagen: Hey, ich esse beschissen, zu viel und ungesund, ich lieg nur auf dem Sofa herum - das sagt einem ja schon der Hausverstand, dass man sich davon nicht schöner fühlen wird.

Ich muss an Alex, einen Freund von mir, der in Deutschland lebt, denken. Vor vielen, vielen Jahren raunzte ich ihn mal per Telefon an, dass alles so schlecht sei und alle gegen mich und niemand mich lieben würde und gnagnagnaa. Er hörte sich alles seelenruhig an und sagte dann nur trocken: »Nunulein, wann hast'n du das letzte Mal Sport gemacht?«

Hmpf. Das saß. Ich zog mich an, setzte mich aufs Rad und radelte meine schlechte Laune einfach weg – der Gegenwind auf dem Rückweg sorgte zwar dafür, dass die Laune währenddessen nicht rasend gut war, aber danach fühlte ich mich wunderbar.

Also los, Laufschuhe an und raus mit mir. Eine Stunde später stehe ich auf einer Anhöhe von Wien, schaue auf das Meer aus Hausdächern und atme ordentlich durch. Ich lasse den Blick und die Gedanken fließen. Die Stadt liegt grau in grau vor mir – und ist dennoch wunderschön. Es ist Winter, die Luft ist kalt, ich sehe meinen Atem. Schon besser. Und dass ich meine Oberschenkel spüre, ist spannenderweise auch nicht unangenehm. Fühlt sich gut an, wenn man merkt, was der eigene Körper für einen tun kann.

Auf dem Rückweg beschließe ich, einen kleinen Umweg zu machen. Am Bahnhof gibt's einen Saftladen. Also einen, wo man frisch gepresste Säfte kaufen kann. Schweineteuer, aber hin und wieder leiste ich mir so etwas. Und ich habe gerade richtig Lust darauf – Bewegung und gesunde Ernährung. Yeah!

Als ich zu Hause ankomme und Richtung Badezimmer gehe, fällt mein Blick in den Spiegel. Ich bleibe stehen und betrachte mich, in enger Laufhose, mit Wangen, die rot von der Kälte sind, immer noch etwas abgekämpft, aber glücklich. Und plötzlich sehe ich die fünf Kilo nicht mehr. Ich sehe eine große blonde kurvige Frau, die ein Strahlen im Gesicht hat und stolz auf sich ist, weil sie mal wieder den inneren Schweinehund bezwungen hat – und die morgen einen massiven Muskelkater haben wird.

Während ich mich zum Duschen ausziehe, fällt mir meine Waage ins Auge. Kurzentschlossen nehme ich sie und räume sie in den Dielenschrank. Ganz nach oben, ganz nach hinten. Blödes Ding. Macht nur schlechte Laune.

Diäten funktionieren nicht

»Es ist unglaublich. Da geht man auf Events rund um Curvy Fashion, und kaum stehen drei Curvy-Bloggerinnen zusammen, geht es in den Gesprächen nur ums Abnehmen«, erzählt mir eine Bekannte, die in der Szene sehr umtriebig ist. Eine andere bestätigt: »Das stimmt, die Mädels wollen in Wahrheit nur alle abnehmen.«

Tja ... Es ist ja schön, wenn sich Frauen nach außen hin ein Selbstbewusstsein rund um ihre »dicke Haut« (ach, dieses Wortspiel ...) aufbauen, aber wenn sie dennoch am liebsten dünner wären, dann sind sie aus diesem negativen Gedankenspiel, das so viele Frauen belastet, nicht wirklich ausgebrochen. Sie stecken mittendrin. Ich kann ein Lied davon singen – siehe mein Blues in Sachen fünf Kilo mehr auf der Waage.

Okay, jede einzelne Frau tickt anders. Aber aus meiner eigenen Erfahrung und nach viel Recherche kann ich etwas sehr wohl behaupten: Diäten funktionieren nicht.

Noch mal zum Mitschreiben: Diäten funktionieren nicht!

Im Klartext: Diäten, die man temporär einhält, machen temporär dünner. Vielleicht ein halbes Jahr, vielleicht etwas länger. Und Schmäh olé, die meisten Studien beobachten ihre Probanden genau so lang und schließen dann daraus auf den Erfolg. Aber laut Harriet Brown (»Body of Truth«) ist die Chance, einen signifikanten Gewichtsverlust fünf Jahre oder länger zu halten in etwa so hoch wie die Chance, Lungenkrebs zu überleben, nämlich heiße fünf Prozent.

Und wir alle wissen das doch schon längst! Trotzdem denken wir uns jedes Mal vor dem Urlaub: Da müssen in einer Woche noch schnell ein paar Kilo runter, sonst kann ich mich nicht im Bikini blicken lassen. Und egal, wie vernunftbegabt wir sind: Wir machen das dann auch noch!

Auch die Medizin weiß von der Vergeblichkeit von Diäten schon lang! Bereits in den Fünfzigerjahren stellten Studien fest, dass adipöse Menschen, die abnehmen, mit hoher Wahrscheinlichkeit auch wieder zunehmen. Trotzdem gibt es eine milliardenschwere Diätindustrie – und wer Geld hat, schafft an. Zum Beispiel auch semimedizinische Studien, die beweisen sollen, was für eine totale und absolute Todesgefahr Fett ist, schlimmer als Heroin, Giftschlangen im Wohnzimmer und ein explodiertes Atomkraftwerk in der Nachbarschaft zusammen. Es ist wieder das gleiche Spiel: Frauen wird ein Mangel eingeredet (»Du bist zu dick!«), und eine schnelle Lösung angeboten (Diät) – mit dem Ergebnis, dass sich eine Industrie über den niedrigen Selbstwert von Frauen finanziert. Eine Industrie, deren Kerngeschäft es ist, den Selbstwert von Frauen niedrig zu halten – sonst würden sie keinen einzigen ihrer Proteinshakes und sonstigen Grauslichkeiten verkaufen können.

Warum der ganze Spaß nicht so funktioniert, wie es uns in der Werbung immer versprochen wird (»Zehn Kilo in einer Woche! Ohne Anstrengung! Im Schlaf!«)? Ganz einfach: Der Körper bekommt für einen bestimmten Zeitraum sehr viel weniger Nährstoffe als sonst. Das ganze System bekommt das mit und denkt sich: Hoppla, jetzt muss ich aber ordentlich auf Sparflamme gehen, damit sich das alles ausgeht. Die Verdauung und der Stoffwechsel verlangsamen sich – und das ist ja historisch gesehen auch etwas sehr Schlaues: Nur so kamen Menschen durch »magere« Zeiten! Der Gegeneffekt ist jedoch dann auch logisch: Sobald wir wieder »normal« essen, freut sich der Körper über das viele Futter, denkt sich aber gleichzeitig: »Hey, Moment mal, damit ich von der nächsten Dürreperiode nicht so überrascht werde, leg ich von dem vielen Essen jetzt lieber was an. Ich bin eh grad langsam beim Stoffwechsel, ich wandele einfach mal das ganze Zeug, das ich momentan grad nicht brauch, in Fett um.«

Im Grunde genial, der eigene Körper spart für magere Zeiten. Aber durch diese Erklärung wird auch klar: Stellt man temporär seine Ernährung um, wird man zwar schnell Ergebnisse sehen – aber danach ist's genauso schnell vorbei damit.

Ich kenn das Spiel ja, ich habe es jahrelang gespielt. Keine Kohlenhydrate am Abend, oder gar keine Kohlenhydrate, 28 Tage ohne Schokolade (mach ich nie wieder. Niemals!), weiß der Geier, was sonst noch. Und immer stand ich vor dem Spiegel und ekelte mich vor meinem Wabbelbauch.

Erst jetzt ist mir der Knopf aufgegangen – und das ist keine Raketenwissenschaft: Seinen Körper verändern zu wollen, weil man ihn nicht mag, vielleicht sogar hasst, wird nie zum Erfolg führen. Seinen Körper zu mögen und deswegen gut zu behandeln, ihm die Dinge zu geben, die er braucht, wird zu dem Körper führen, der zu einem passt. Bei manchen ist das vielleicht viel weniger Gewicht, bei anderen nur ein bisschen, bei dritten vielleicht ein bisschen mehr oder sogar viel mehr. Und wieder hängt das persönliche Glück an einer einzigen Tatsache: Akzeptier dich selbst. Stell dich vor den Spiegel, schau dich an und sag auch mal: »Danke. Bisher habe ich alle schlimmen Tage, die ich hatte, dank dir überlebt, lieber Körper.« Wer seinen »Vorher-Körper« liebevoll annehmen kann, wird leichter den »Nachher-Körper« halten können.

Seinen Körper gut zu behandeln heißt aber nicht nur, sich ausreichend zu bewegen und gesund zu ernähren, sondern auch, den eigenen Appetit wieder zu entdecken. Von klein auf wird so unglaublich vielen Frauen beigebracht, sich beim Essen schuldig zu fühlen. Ein Nutellabrot sollte ein Nutellabrot sein, und nicht das Abbild des persönlichen Scheiterns im Kampf um die Bikinifigur. (Apropos Bikinifigur: Schwieriges Thema, einfache und inzwischen auch weiterverbreitete Lösung: Wie bekommt man eine Bikinifigur? Man zieht einen Bikini an. Fertig.)

Das Wiederentdecken des Genießens beim Essen, dieses Sich-nicht-jedes-Kohlenhydrat-Verbieten, dieses Loswerden eines miesen Nachgeschmacks, wenn man in einen traumhaft schokoladigen Brownie beißt – das ist es wert. Wer auf seinen Körper hört, wird merken: Hin und wieder darf ich das. Mein Körper regelt sowieso, wann er gute Nährstoffe braucht – und hier in Mitteleuropa habe ich noch dazu jederzeit die Möglichkeit, kostengünstig an gutes Essen zu kommen.

Viele der Frauen, die ich auf Instagram bewundere, sind über die Überwindung einer Essstörung zu Body Positivity gekommen, die meisten waren sogenannte Emotional Eaters oder Binge Eaters. Binge Eating bedeutet, die Kontrolle über das Essen zu verlieren, sich periodisch Fressanfällen hinzugeben – und im Gegensatz zur Bulimie wird nachher das Ganze nicht wieder ausgekotzt, sondern bleibt drin und führt zu Übergewicht. Binge Eating hat wie alle anderen Essstörungen sehr oft, wenn nicht sogar immer, psychische Gründe. Betroffene berichten, sie suchen im Essen häufig nach Trost oder wollen ihre eigenen Gefühle betäuben.

Frauen, die sexuell missbraucht wurden, Frauen, deren Mütter mit ebenjener Mutterrolle überfordert waren, Frauen, die mit ihrer eigenen Rolle in der Gesellschaft überfordert sind, sei es als Mutter, sei es im Job. Frauen, die in schlechten Beziehungen stecken oder und sich daraus nur mühsam befreit haben und ihre Wunden noch lecken. Gründe gibt es immer. Und selten sieht man sie auf den ersten Blick.

Intuitive Eating

Gut, Diäten funktionieren also nicht. Aber was mach ich, wenn ich trotzdem mein Gewicht reduzieren will, weil ich mich trotz aller Selbstliebe und Selbstakzeptanz gerade nicht wohlfühle oder gesundheitliche Probleme bekomme? Irgendeinen Weg muss es ja geben, der wenigstens halbwegs gesund ist.

Auf der Suche nach einer Lösung begebe ich mich wie so oft ins Internet – doch nach ein paar Minuten konzentrierten Suchens lande ich doch wieder bei meinem inzwischen heiß geliebten Instagramfeed der körperpositiven Frauen. Bei Kelsey Miller (die übrigens das wunderbare Buch »Big Girl – how I gave up dieting and got a life« geschrieben hat) lese ich zum wiederholten Mal von »Intuitive Eating«, also Intuitivem Essen. Langsam macht mich dieser Ausdruck neugierig. Immer wieder schwärmen Vertreterinnen der Body-Positivity-Bewegung von dem gleichnamigen Buch. Ich schaue kurz aus dem Fenster – grau in grau. Ich schaue in den Kalender – ich habe erst am Abend was vor. Ich schaue auf den Wetterbericht – nein, weniger grau wird's heute den ganzen Tag nicht werden. Ich schaue in den Kühlschrank – ja, ich werde heute nicht verhungern, wenn ich nicht rausgehe.

Keine drei Minuten später habe ich mir das Buch heruntergeladen und beschlossen, das Bett in den nächsten Stunden erst mal nicht zu verlassen. Das Buch fesselt mich sofort: Frauen berichten von ihren ewigen erfolglosen Diätversuchen, die Autorinnen erklären, warum die jeweiligen Diäten von vorneherein nicht funktionieren konnten. Evelyn Tribole und Elyse Resch bringen es fulminant auf den Punkt: Diäten sind scheiße. Diäten führen in Wahrheit zu viel mehr Übergewicht. Diäten führen zu Essstörungen. Obwohl es so viele verschiedene Diäten, von fettfrei über zuckerfrei bis hin zu alles-frei, gibt, sind immer mehr Menschen übergewichtig. Hm! Sollte einem einmal zu denken geben!

Dann führen die Autorinnen als Alternative die zehn Prinzipien des »Intuitive Eating« an:

1) Pfeif auf die Diätmentalität.

Schmeiß Diätbücher raus, die dir schnellen und trotzdem dauerhaften Gewichtsverlust versprechen. Die führen nur dazu, dass man sauer auf sich selbst wird, weil es mal wieder nicht hinhaut, und man sich wie eine Versagerin fühlt. Das ist das Sinnloseste überhaupt: sich selbst für etwas zu geißeln, weil man es nicht schafft – obwohl man es gar nicht schaffen kann, weil es einfach ein falsches Versprechen ist.

2) Achte auf dein Hungergefühl.

Schau, dass du permanent satt bist – nicht übervoll, aber satt halt. Ich vergleiche das mit dem alten Auto meiner Eltern (ach, ich vermisse diesen alten Kübel, auf dem habe ich vor vielen Jahren Autofahren gelernt). Bei dem war mal die Benzinanzeige vorne am Armaturenbrett kaputt. Das bedeutete, dass Mama gefühlt alle fünf Kilometer zur Tankstelle fuhr, um ja sicherzugehen, dass der Tank auch wirklich voll war. Die Angst, sie könnte irgendwo mit leerem Tank liegen bleiben, stresste sie sichtbar. Als die Anzeige wieder funktionierte, fuhr es sich gleich wieder viel entspannter, aufgetankt wurde, wenn man entweder kurz vorm Aufleuchten der Warnlampe oder gerade in der Nähe einer besonders günstigen Tankstelle war. Gut, das mit besonders günstig trifft die von mir angepeilte Metapher jetzt nicht genau, aber ich denke, das Bild ist erklärt. Weil: Wenn man nicht dafür sorgt, dass man immer gut mit Energie versorgt ist, neigt man zum »Überessen«. Das ist ein Ur-Trieb in uns: Wenn man »leer« ist, füllt man sich über den Rand voll. Wenn man richtig Hunger hat, ist einem meist auch völlig wurscht, was man in sich reinstopft, Hauptsache Essen (deswegen auch ein heißer Tipp, an den die wenigsten sich halten – ich übrigens auch nicht: Nie hungrig in den Supermarkt gehen!). Es ist also wichtig wahrzunehmen, wenn körperlicher Hunger entsteht, und dem gleich gegensteuern.

3) Schließe Frieden mit deinem Essen.

Endlich den Kampf gegen das Essen beenden! Sich selbst bedingungslos jedes Essen erlauben (hach, Pizza!!). Das Ding mit dem Sich-bestimmtes-Essen-Verbieten ist nämlich ein Teufelskreis: Man verbietet sich die Pizza, also wünscht man sie sich herbei, man kann dem Verlangen irgendwann nicht mehr widerstehen – und zack: Plötzlich ist die ganze Pizza in Größe eines Wagenrads in einem drinnen und nicht nur ein Stück, und man liegt wie ein nasser Sack auf dem Sofa und rülpst vor sich hin. Nicht unbedingt das beste Körpergefühl.

4) Fordere die Essenspolizei heraus!

Das klingt erst mal blöd, ich weiß. Aber man kennt das doch: Wenn eine kleine Stimme im Kopf verrücktspielt und einen genau in dem Moment, in dem man ein leckeres Stück Kuchen isst, daran erinnert, wie schlecht doch Kuchen für die Figur ist und wie verwerflich es ist, dass man nun doch schwach geworden ist. Hätte man doch lieber mal nur einen Apfel gegessen ... Nein!!!! Sobald solche Gedanken aufkommen, sollte man sie im Kern ersticken. Denke bewusst an etwas anderes, lenk dich ab und lass solche Gedanken nicht zu.

5) Respektiere dein Sättigungsgefühl.

Das ist tatsächlich eines der ganz großen Probleme unserer Zeit: Wir essen viel zu schnell und viel zu wenig bewusst. Man kommt nach Hause und futtert erst mal schnell irgendwas, was im Kühlschrank verfügbar ist. Und dann beschließt man, etwas Ordentliches zu kochen – dabei ist man wahrscheinlich längst satt. Am besten, man macht während des Essens häufigere Pausen und spürt in sich hinein: Habe ich wirklich noch Hunger? Oder bin ich nicht doch schon satt?

6) Entdecke den Befriedigungsfaktor von Essen.

In unserer schnelllebigen Welt vergessen wir oft eines: wie unglaublich befriedigend es sein kann zu essen. Da könnten wir uns ein Vorbild an den Japanern nehmen. In Japan herrscht die Weisheit, dass das Vergnügen das Ziel eines guten, gesunden Lebens sei. Vergnügen und Befriedigung. Nicht Schlankheit. Cool, oder? Wenn man isst, was man wirklich will, in einer einladenden Umgebung, auf schönem Geschirr, dann empfindet man eine Zufriedenheit und Freude, die mit schnellem Essen nebenbei nicht zu vergleichen ist. Man genießt einfach bewusster, macht vielleicht sogar die Augen zu, spürt den Bissen, erlebt die Geschmacksexplosion im Mund. (Ich bin gedanklich immer noch beim Schokoladenkuchen ...) Je bewusster man genießt, desto eher spürt man, wann man »genug« hat.

7) Entdecke andere Wege als Essen zur eigenen Belohnung oder zum Trost.

Es muss nicht immer Essen sein, um sich zu belohnen, abzulenken oder zu trösten. Solange es nicht gedankenloses Shopping von sinnlosen Produkten oder der zehnten weißen Bluse ist, ist es gut, andere Wege als Essen zu finden. Angst, Einsamkeit, Langeweile, Ärger sind Emotionen, denen wir alle immer wieder im Leben begegnen. Jede davon hat ihren eigenen Auslöser, jede lässt sich anders beschwichtigen – aber Essen repariert und beendet keine davon. Es mag vielleicht kurzfristig helfen, ablenken oder sogar betäuben. Aber egal, wie viel Schokoladenkuchen man in sich hineinstopft, die Ursache der negativen Emotionen wird's nicht lösen.

8) Respektiere deinen Körper.

Akzeptiere deine genetischen Voraussetzungen. So wie deine Schuhgröße sich ab einem gewissen Alter nicht mehr ändert und es relativ sinnlos ist, sich mit Größe 41 in Schuhe reinzupressen, die drei Größen kleiner sind, so sinnlos ist es, bei einem breiten Becken aussehen zu wollen wie der eigene kleine Bruder. Natürlich kann man etwas am eigenen Körper verändern, aber bringt es etwas, ihn deshalb vorher völlig abzulehnen? Will man eigene körperliche Tatsachen nicht wahrhaben, ist man um einiges anfälliger für die falschen Versprechungen der Diätindustrie.

9) Mach Sport und fühl den Unterschied.

Pfeif auf militantes Trainieren bis zum Umfallen. Aber zieh dir bequeme Schuhe an und geh einfach los. Oder setz dich aufs Fahrrad und such dir eine gemütlich zu fahrende Strecke. Hast du ein Schwimmbad in der Nähe? Dann ab ins Wasser und ein paar Längen ziehen. Oder einfach mal im Wohnzimmer zu deinen Lieblingssongs lostanzen. Konzentrier dich nicht auf die verbrannten Kalorien, sondern darauf, wie dein Körper sich anfühlt. Tanze, bis du schwitzt und nicht mehr kannst – und dann fühl die Endorphine durch deinen Körper wandern. Bewegung macht gute Laune. Wenn man sich darauf konzentriert und nicht aufs krampfhafte Abnehmen, macht's auch währenddessen gleich viel mehr Spaß und ist einfacher zu bewerkstelligen.

10) Ehre deine Gesundheit.

Entscheide dich für Essen, das sowohl Gutes für deinen Körper tut als auch schmeckt. Man muss sich nicht strikt an Clean Eating oder Paleo oder sonstige Ernährungsreligionen halten, um sich gesund zu ernähren. Nie vergessen: Die Menge macht's. Ein Stück Schokolade schmeckt höllisch gut, vielleicht wird es auch zu einer ganzen Rippe – aber die ganze Tafel ist halt für deinen Körper nicht mehr so gescheit. Und wenn es doch passiert: Verzeih dir, und starte neu. Der Fortschritt zählt, nicht die Perfektion.

Ich bin begeistert. Was für ein revolutionäres Konzept: Essen, wenn man Hunger hat, und zwar das, wonach dem eigenen Körper gelüstet. Wenn man ordentlich in sich hineinhört, wird man sie hören, die Stimme, die sagt: »Gemüse gibt mir mehr Kraft als Schokolade«, sagen die Autorinnen von »Intuitive Eating«.

Bin gespannt, ob ich diese Stimme auch bald höre.

Und wenn's mir ganz egal ist?

So, ich muss endlich raus aus dieser Ich-Blase. Ich will, dass es mir endlich ganz egal ist, was andere über mein Aussehen denken. Ich sehe sie sonst schon vor mir, die Menschen, die nach dem Lesen dieses Buchs sagen werden: Pfuh, die Kaller, die hat ja ordentlich einen Hau. Hübsch sein will sie unbedingt, aber wirklich kapiert hat sie nichts.

Doch, ich habe es kapiert. Ich weiß, dass kein Mensch mehr oder weniger wert ist, wenn er an seiner Optik gemessen wird. Mein Wert für meine Freunde hat sich ja auch nicht verändert, nur weil ich endlich verstanden habe, dass ich mich selbst nicht permanent für mein eigenes Spiegelbild bestrafen muss.

Denn klar, es gibt sie: die Frauen, denen das »Hübsch-Sein« komplett egal zu sein scheint. Die sich nicht schminken, weil sie es nie getan haben oder keine Lust drauf haben. Die Kleidung tragen, die praktisch ist und sonst nichts. Die es hassen, shoppen zu gehen. Die sich nicht für »Beauty«-Themen interessieren. Schon in der Schule hatte ich eine solche Mitschülerin, die so komplett anders war als wir anderen mit unseren ersten Schminkversuchen und holprigen Flirtereien. Und auf der Uni lernte ich dann Stella kennen.

Früher dachte ich über sie, was sicher viele über sie dachten: Toller Mensch, aber ein bisschen bemitleidenswert ist sie schon. Ein bisschen weniger Weltfremdheit würde ihr nicht schaden. Meine Güte, es ist nur Lippenstift, damit landet man nicht gleich im Bordell! Und liebe Stella, du hast dunkle Haare, ja, auch an den Beinen, und nein, dort gehören sie nicht hin.

Unsere Freundschaft hat darunter nicht gelitten, wir konnten immer wunderbar miteinander lachen, und sie war und ist eine der gescheitesten Frauen, die ich kenne.

Doch inzwischen bewundere ich Stella. Sie hat es nämlich – sei es durch bewusste Entscheidung oder unbewusst durch die Art, wie sie erzogen wurde – geschafft: »Beauty« ist für sie überhaupt keine Kategorie. Und ich? Ich schäme mich inzwischen für meine früheren Gedanken. Denn inzwischen weiß ich, es geht nicht nur darum, das eigene Repertoire von dem, was man an Menschen schön findet, zu erweitern, sondern es muss darum gehen, die Kategorie »Aussehen« in seiner Einschätzung anderer endlich mal ganz wegzulassen. Wenn das überhaupt möglich ist.

Barbara ist auch eine tolle Inspiration: »Eigentlich ist es evolutionär gesehen doch genial, dass unsere Körper gleich mal ein Kilo mehr ansetzen, wenn wir ein Schmalzbrot anschauen«, sagt sie lachend. Wir sitzen bei einem gemeinsamen Freund auf der Terrasse und haben ein langes Gespräch, ich erzähle von meinem Weg Richtung Body Positivity. Barbara erzählt mir auch ihre Geschichte, dass sie ihren Körper nie mit rasender Attraktivität in Verbindung gebracht hat, aber ihm dankbar ist, was er für sie leistet. »Weißt du, für mich hat ein Körper zu funktionieren. Wenn ich Sport mache, werde ich fit, wenn ich viel esse, nehme ich zu, wenn ich weniger esse, nehme ich ab. Und attraktiv bin ich, wenn ich ganz ich selbst sein kann. Fertig.«

Ich muss ihr recht geben. Wo kommt eigentlich dieser tief sitzende Wunsch her, attraktiv zu sein? Schon klar, die Antwort gebe ich mir selbst jetzt schon auf vielen Dutzenden Seiten – die Medien, die Gesellschaft, die Industrie, die Biologie, wie auch immer. Aber ganz ehrlich: Wieso ist es mir so wichtig? Warum will ich von »Ich bin hässlich« immer noch unbedingt zu »Ich bin schön« kommen? Und nicht zu »Es ist egal, wie ich aussehe, darum geht es fürs Glück im Leben gar nicht«? Ist das wirklich so? Oder gehört dieses Sich-schön-Fühlen doch zum Glücklichsein dazu?

Das ist gemessen an der Tatsache, dass ich mich seit Monaten intensiv mit dem ganzen Thema auseinandersetze, natürlich eine etwas absurde Frage. Aber ich stelle sie mir trotzdem. Wenige Wochen zuvor habe ich kurz aufeinanderfolgend zwei Situationen erlebt: Bei der Umfrage unter Freunden, ob sie mich als attraktiv erleben, bekam ich von einer Bekannten eine sehr harte Antwort: ein sehr klares Nein. Was ja völlig in Ordnung sein müsste, ich kann und werde niemals für jede Person, die ich kenne, attraktiv sein. Rein rational gesehen war sogar die Statistik auf meiner Seite – Dutzende Freunde und Bekannte sortierten mich als attraktiv ein, eine einzige Person schrieb mir ein ehrliches »Nein«. Dennoch brachte dieses eine »Nein« mich für einen Tag lang ziemlich aus dem Konzept. Es weckte meine Selbstablehnung, die ich in einen Dauerwinterschlaf schicken wollte, wieder auf.

Dementsprechend geknickt und in alten Gedankenmustern gefangen ging ich einen Tag später nach der Arbeit in meinem Viertel spazieren, um mir nach einem langen Bürotag die Beine zu vertreten. Als ich gerade ein Foto von einem hübschen Graffiti schießen wollte, kam ein Mann auf mich zu.

»Kann ich dich mal was fragen?«

»Klar!«, sagte ich.

»Kann man mit dir zauberhaftem Wesen mal auf ein Eis gehen?«

Zauberhaft? Eis? Wesen?

Sehr verdattert erklärte ich ihm, dass ich dazu keine Zeit habe und das Wetter ja wohl eh nicht passen würde. (Ich Trottel. Aber das ist eine andere Geschichte ☺).

Mit einem »Schade« ging er davon, und etwa eine Minute später dachte ich mir: »Wow. Gar so unattraktiv kann ich also doch nicht sein!«

Damals freute ich mich noch, dass ein negatives Erlebnis

durch ein positives überschrieben wurde. Doch heute frage ich mich: Warum haben mich beide Situationen so berührt? Ob ich mal an den Punkt komme, wo beides in mir keinen emotionalen Sturm im Wasserglas mehr auslöst, weder das schöne Kompliment noch das unschöne Anti-Kompliment? Spannend wäre es. Und logisch zu Ende gedacht, müsste das ja auch das Ziel der Body-Positivity-Bewegung sein.

Irgendwie habe ich das Gefühl, dass ich daran arbeiten sollte. Wenn ich mich von beiden Aussagen nicht mehr abhängig mache, dann habe ich wohl wirklich meine Mitte gefunden. Und meine Ich-Blase verlassen.

»Wahnsinn, die ist echt so derartig fett!«

Wie bitte? Habe ich das gerade wirklich gehört? Ich sitze in der Straßenbahn, mir gegenüber zwei etwa sechzehnjährige Jungs. Sie schauen auf ihre Handys und zeigen sich anscheinend gegenseitig Fotos von berühmten Frauen, lachen, kichern, schütteln den Kopf. Die Aussagen gehen von »Boah, ja, die is geil!« über »Echt, die würdest du? Ich nicht.« Und dann eben: »Wahnsinn, die ist echt so derartig fett!« Noch bevor ich mich fragen kann, um wen es sich wohl handelt, sagt einer der beiden: »Echt, wie da der Bauch über die Hose gewabbelt hat bei der Lady Gaga letztens, das war echt ekelhaft.«

Die meinen Lady Gaga? Die Sängerin ist doch extrem schlank! Nach ihrem Auftritt beim Superbowl 2017 wurde auf Twitter ihr – in meinen Augen nicht vorhandener – Bauchspeck kritisiert. Die Frau trägt wahrscheinlich Größe 36 und wird öffentlich niedergemacht, weil ihr Körper wie der eines Menschen und nicht der einer Photoshop-Illusion aussieht?!

Und dann sagt er nicht nur »dick«, nein, der Kerl in der Straßenbahn nennt Gaga »fett«. Fett ist schlecht, Fett ist gefährlich, Fett ist ungesund, Fett ist hässlich, Fett ist dumm – Fett ist extrem negativ besetzt.

Dabei sind »dick« und »fett« ja vor allem Beschreibungen eines Körpers, wie »dünn«, »schlank«, »groß« oder »klein«. Warum ist gerade der Begriff »fett« so extrem emotional besetzt?

Unzählige Menschen sagten bereits über mich »Du bist so groß«, und nie hatte es einen negativen Beigeschmack. Wenn Mitschüler ein »Du bist so fett« vom Stapel ließen, war ich erst mal drei Tage lang beleidigt.

»Lisa ist eine fette Frau.« Dieser Satz besagt, dass Lisa wohl einen Bauch hat, bei den großen Modeketten wohl schwerer schöne Kleidung bekommt und vielleicht sogar im Flugzeug eine Gurtverlängerung braucht. Dieser Satz besagt nicht, dass Lisa hässlich ist, dass sie unästhetisch ist, dass sie dumm ist, dass sie nicht liebenswert ist. Dieser Satz sollte eine trockene Zustandsbeschreibung sein. Und trotzdem denken wir etwas anderes als bei »Lisa ist eine große Frau«.

Es kotzt mich an. Ich stand selbst oft vorm Spiegel und dachte mir: »Nunu, du bist wieder fett geworden.« Oft hatte sich an meinem Gewicht gar nichts verändert, aber ich fühlte mich unwohl, fühlte mich hässlich und schob es auf mein Fett. Fett steht für hässlich. Dabei ist Fett einfach ... Fett.

Wäre es nicht besser, dicke oder fette Menschen auch schlicht so zu benennen, anstatt ihr Aussehen verbal zu überzuckern (»feste Knochen«, »rundlich«, »etwas mehr«, »kurvig«, »vollschlank«)? Himmel noch mal, mein Bruder ist groß, meine älteste Freundin ist klein, meine Tante ist dünn, meine Mama ist dick. Tatsache.

Als ich mich darüber bei Ruth aufrege, meint sie nur trocken: »Gut, aber dann musst du die Sache auch umdrehen: ›Dürr‹ ist genauso beleidigend oder?«

Sie hat recht. »Fett« und »Dürr« sind im gleichen Fahrwasser zu Hause – sie sind belegt mit negativ aufgeladenen Emotionen. Was ich mir wünschen würde, ist, dass diese Begriffe nicht mehr beleidigen können. Dass kein Mädchen in der Schule mehr »Du bist eine dürre Bohnenstange« als Verletzung empfindet, sondern einfach nur mit einem »Stimmt! Und du hast lange Haare!« reagiert. So lange, bis Fett und Dürr einfach nur noch Zustandsbeschreibungen sind, keine Beschimpfungen.

Von rosa Prinzessinnen

Ganz ehrlich: Ich beneide keine Mutter, die heutzutage eine Tochter hat. Die Verantwortung, ihr ein gesundes Selbstwertgefühl beizubringen, ist enorm. Denn selbst wenn sie ihrer Tochter immer wieder sagt, wie schön sie sei, selbst wenn die Mutter sich vornimmt, alles richtig zu machen und das Kind zu bestärken, selbst wenn die Mutter selbst ein gutes Selbstwertgefühl hat – da wirken noch so viele andere Kräfte auf die Tochter ein.

Geht man zum Beispiel in ein Spielzeuggeschäft, gibt es inzwischen bekanntlich regalweise Aufteilung in Pink und Krieg. Mädchen wird das Prinzessinnen-Dasein anerzogen, Jungs die Welteroberung, weil die Marketingabteilungen diverser Konzerne festgestellt haben, dass sie mehr verkaufen, wenn sie Produkte gendern. Eine Kiste voller bunter Legosteine: Damit soll die Fantasie von Mädchen und Jungen angeregt werden, so zumindest die ursprüngliche Idee. Inzwischen gibt es Lego speziell für Mädchen: Reiterhöfe, Fotostudios, Showbühnen, Backstuben (und so nebenbei lauter spezielle Teile, die nur für dieses eine Bauset einsetzbar sind – was es erschwert, die eigene Kreativität zu aktivieren und eigene, neue Dinge daraus zu bauen).

Noch viel schräger: Kinderüberraschungseier gibt es jetzt auch für Mädchen. Weil Schokolade für Mädchen anders schmeckt? Oder weil Mädchen nicht mit den üblichen Plastikfiguren, die im Ei stecken, spielen wollen, weil sie nicht rosa sind?

Doch mit der Farbe Rosa ist so viel mehr verbunden: das Bild, wie Mädchen zu sein haben. Sie haben sich für »Mädchenkram« zu interessieren, Schminken, Prinzessin spielen, Familie spielen, Pferde (der Spielzeughersteller Hasbro hat es übrigens schon vor Jahrzehnten schlau gelöst und gleich auch die Pferde selbst aus rosa Plastik verkauft). Jungs müssen kämpfen, erobern, Abenteuer erleben, hart sein.

Es ist wirklich erschreckend: Eltern googeln doppelt so oft die Frage »Ist meine Tochter übergewichtig?« wie »Ist mein Sohn übergewichtig?«. Und der Treppenwitz daran: Weltweit sind viel häufiger Jungs übergewichtig als Mädchen, sie müssen ja »groß und stark« werden. Eltern fragen Google auch dreimal so oft, ob ihre Tochter hässlich ist, als sie diese Frage über ihren Sohn stellen. (Wobei: Wenn man Google für diese Feststellung braucht, dann läuft gewaltig viel mehr falsch in unserer Gesellschaft.)

Der Effekt? Eine kanadische Untersuchung besagt: Bereits dreijährige Mädchen sind mit ihrem eigenen Körper unglücklich. Harriet Brown, US-amerikanische Autorin und Aktivistin, schreibt: »Wir sollten besorgt, tief besorgt sein aufgrund der Tatsache, dass nach einer aktuellen Studie fast die Hälfte der Drei- bis Sechsjährigen Angst haben, fett zu sein. Wir sollten besorgt sein, dass 99 Prozent – 99 Prozent! – der Mädchen, die 2011 für eine Studie interviewt wurden, ihren idealen Körper als kleiner als ihren aktuellen eigenen Körper bezeichneten (und 66 Prozent der Mädchen in der Studie waren Afroamerikanerinnen. (...) Das ist besonders besorgniserregend, wenn man bedenkt, dass die Forschung bisher ergab, dass afroamerikanische Mädchen eher glücklicher sind mit ihrem eigenen Körper als weiße).

Wir sollten besorgt sein aufgrund der Tatsache, dass körperliche Unzufriedenheit exponenziell zunimmt, sobald Mädchen pubertieren (während sie in dieser Zeit interessanterweise bei Jungen abnimmt). Wir sollten besorgt sein, dass dieser Druck des Dünnseins bei Kindern zu Essstörungen führen kann, aus denen sie möglicherweise in ihrem ganzen Leben nicht mehr ausbrechen können.«

Aber kann die Farbe Rosa automatisch mit einem einseitigen Frauenbild in Verbindung gebracht werden? Das ist in meinen Augen auch falsch. Es ist doch wie beim Fettsein: Magst du Rosa? Schön! Dann umgib dich mit der Farbe! Magst du es nicht? Dann eben nicht! Es ist doch eigentlich schlicht und einfach eine Farbe. Die Aussage, mit der sie belegt ist, wird ihr von der Gesellschaft aufgepfropft. Und Gesellschaft sind wir. Wenn wir, die Rosa schlicht und einfach als Farbe und als nichts mehr sehen wollen, immer mehr werden, setzt es sich vielleicht auch irgendwann wieder durch.

Träumen wird ja noch erlaubt sein.

Was heißt hier »auch«?

Vor ein paar Wochen hatte ich die Begegnung mit den Jungs in der Straßenbahn, heute geht es im Internet weiter: Eine Fotografin schreibt, dass sie ein Shooting mit Plus-Size-Models in Brautkleidern gemacht habe und immer noch sehr bewegt sei, wie toll es war – sie sei jetzt gleichsam auf einer Mission, der Welt zu zeigen, dass »kurvige Frauen auch schön sind und es verdienen, geliebt zu werden«.

Völlig unabhängig davon, dass ich jegliche Plus-Size-Fotos derzeit wirklich genieße und beim Anblick große Erleichterung empfinde, dass sich in der Branche anscheinend wirklich gerade einiges ändert, und ebenso unabhängig davon, dass ich der Fotografin ihren guten Willen und ihr Engagement nicht absprechen will – der Satz stößt mir sauer auf. Warum sind kurvige Frauen »auch« schön? Warum verdienen sie es »auch«, geliebt zu werden? Für mich hat dieses »auch« etwas Abschätziges. Im Sinne von: »Wir lassen euch dicke Frauen jetzt auch mitspielen, weil eigentlich dürftet ihr ja nicht.« Gedanklich tausche ich die kurvigen Frauen in diesem Satz mit »Farbigen« oder »Homosexuellen« aus – und schon klingt der Satz noch bitterer: »Homosexuelle sind auch schön und haben es auch verdient, geliebt zu werden.« Autsch. Wieso *auch*?

Die Aussage der Fotografin ist nicht tragisch, und wie er bei mir ankommt, liegt auch garantiert nicht in der Intention der Fotografin, aber: Sprache ist Macht. Und in Sprache manifestiert sich Gesellschaft. Nicht umsonst kämpfen Kulturwissenschaftlerinnen seit Jahrzehnten um die Wahrnehmung von Frauen im geschriebenen Wort: Ob Binnen-I oder Sternchen, es ist schwierig, aus einer jahrhundertealten Grammatik herauszukommen. Und genau so viele Jahrhunderte ist wohl der Gedanke, dass Dicke kein Happy End verdienen und nicht als schön gelten, in den Köpfen der Menschen eingemauert. Aber: Wozu der ganze Wahnsinn? Warum werden Dicke in der Sprache beschimpft?

Schon klar, die Antworten auf diese Fragen gebe ich mir gerade alle selbst, aber wäre es nicht schlauer, selbstverständlich »Wir« zu sagen und damit Frauen jeglicher Figur zu meinen, anstelle dieses trotzigen »Ihr auch« oder »Wir auch«?

Plus-Size-Frauen sind nicht auch schön, sie sind schön.

Sie haben nicht auch Liebe und Anerkennung verdient, sie haben es schlicht verdient, wie jede andere Person auf diesem Planeten (okay, Kriegsverbrecher und andere Sadisten sollten wir da jetzt mal auslassen).

Sie dürfen nicht auch enge Tops und kurze Röcke anziehen, sie dürfen es.

Punkt.

Wo ist eigentlich das Problem? Warum werden dicke Frauen von anderen wegdifferenziert? Oder differenzieren sich selbst weg? Himmel noch mal, wir sind alle Frauen, und wir alle leben hier gemeinsam auf dieser Welt. Es gibt so viele Idioten mit viel zu viel Macht über uns da draußen, müssen wir uns auch intern noch aufteilen in »schön und liebenswert« und »auch schön und auch liebenswert«?

Und Trash mag ich auch nicht

Mitten in diese »Auch«-Frage platzt eine Fernsehsendung: »Curvy Supermodel«. Ein Modelcontest für rundere Frauen. Freuen könnte man sich, jetzt wird sogar auf RTL2 das Frauenbild normalisiert. Denn Curvy-Frauen sind ja auch schön (merkt ihr was?).

Doch leider, leider, »Curvy Supermodels« bricht nicht mit Klischees, es verstärkt sie.

16-Jährige stolzieren in Unterwäsche auf Pferderennbahnen herum. Ich meine: Plus-Size-Frauen. Auf Pferderennbahnen. Das ist die erste Einladung für Bodyshamer vorm Bildschirm, auf die noch viele weitere folgen sollen. Ja, kurvig soll man bitte sein, aber schwabbeln darf nichts. Eine Sanduhrfigur wird gesucht, aber wehe, du hast mehr Sanduhr als Größe 44. Plus Size startet übrigens für die Jury, bestehend aus einer Kurvigen und drei sehr schlanken Menschen, bei Größe 38.

Überhaupt, die Jury: Der Juror Peyman Amin wurde ja bei »Germany's next Topmodel« bekannt – als der Bad Cop, der die angehenden Models regelmäßig zusammenfaltete, damit ihr Selbstwertgefühl ja nicht größer als sein eigenes Ego war. Das Gleiche macht er nun mit angehenden Curvy Models, natürlich nur für die Quote, hinter den Kameras ist er ja ein ganz ein Lieber. Mit dem kleinen Unterschied, dass es diesmal beim Zuschauen noch ein bisschen mehr wehtut, weil ich sehr gut nachempfinden kann, was in den Köpfen der kurvigen Frauen vorgeht. Ich habe ja auch erst vor Kurzem gelernt, dass ich im Freibad meinen Bauch nicht bis zur drohenden Ohnmacht einziehen muss. Hat man dieses Selbstbewusstsein noch nicht – was den durchschnittlich geschätzt 20-Jährigen nicht vorzuwerfen ist –, ist das Zeigen des eigenen Körpers in Unterwäsche nicht gar so einfach.

Die Kandidatinnen müssen das jedoch in jeder einzelnen Folge tun. Selbst, wenn es nur um ihre neuen Frisuren geht, müssen sie sich in hautfarbenen Slips und BHs vor die Kameras stellen. Das ist keine Darstellung von Kurven, das ist Zurschaustellung.

Curvy muss sexy sein. Curvy natürlich oder gar curvy sportlich – nö. Sexy muss sein. Es muss da dringend weiterhin auf dem Klischee der »drallen Blondine« und der »rassigen Brünetten« herumgeorgelt werden. Ich könnt kotzen!

Kurz: Das, was die Sendung vorgibt, ist sie nicht. Sie ebnet nicht den Weg in ein neues Körperbild. Sie verstärkt Klischees und betont, dass Curvys auch Models sein können. Jeder einzelne Kritikpunkt, der an »Germany's next Topmodel« geäußert wird, gilt auch für »Curvy Supermodel«. Und das ist nicht überraschend. Egal, ob kurvig oder nicht, eine auf mehrere Stunden ausgedehnte Werbesendung, unterbrochen von weinenden Mädchen, ist und bleibt Trash-TV.

Und Trash kann man mögen – oder eben auch nicht.

Bin ich ehrlich zu mir selbst?

Seit einigen Monaten schon bin ich zurück von den Philippinen – aber auf der Reise bin ich immer noch. Auch wenn es damals auf dem Boot einfach so klick gemacht hat, bin ich noch lange nicht am Ziel der Selbstakzeptanz angekommen. Dieser Klick muss nämlich immer wieder aufs Neue stattfinden, und das fällt streckenweise unglaublich schwer.

Teilweise komme ich mir richtig unehrlich vor: Ich erkläre mit großer Begeisterung allen möglichen Frauen, dass sie alle schön sind und vor allem das Recht haben, sich schön zu fühlen – gleichzeitig gehe ich seit ein paar Tagen wieder an jedem Spiegel vorbei, ohne reinzuschauen, bevor ich nicht komplett angezogen bin.

Und es bereitet mir (im wahrsten Sinne des Wortes) Unwohlsein in der Bauchgegend, meinen Weg zu dokumentieren. Ich sehe sie schon vor mir, die KritikerInnen, die sagen werden: »Was scheißt die sich denn an? Die schaut doch eh gut aus. Was hat die denn? Macht nur einen auf Komplimente-Fischen, die hat echt gewaltig einen an der Waffel!«

Ja, das habe ich. Ich hab sogar definitiv einen an der Waffel: Ich habe 35 Jahre gebraucht, um überhaupt mal zu kapieren, dass ich schön bin – und dass jede einzelne Frau schön ist, jede auf ihre Art. Es hat gedauert, bis ich gelernt habe, dass Frauen jenseits der Standardgrößen nicht nur »so ein hübsches Gesicht« haben, sondern als Frauen, also als Ganzes, schön sind.

Weil Frauenkörper nun mal eben so aussehen. Manche sind groß, manche klein, manche dick, manche dünn. Es ist einfach so. All das habe ich kapiert, und konnte es in den letzten Monaten auch meist auf mich selbst anwenden.

Und jetzt?

Ich nehme mir in der Früh vor, tagsüber möglichst wenig zu essen, und esse dennoch extrem viel Schokolade (gehe also kein bisschen nach den Intuitive-Eating-Regeln vor). Ich fühle mich massiv unanziehend, unattraktiv, schlicht: nicht schön. Ich verspüre sogar den Wunsch nach sinnlosem Shopping von billiger Kleidung, ein Mechanismus, den ich von früher kenne. Ich will mich »schön kaufen«. Ich fühle mich energielos. Ich arbeite zu viel, und ich verkrieche mich am liebsten zu Hause aufs Sofa. Perfekte Wochenenden sind gerade Binge-Watchen von Serien und chinesisches Take-away-Food. Warum? Weil ein Kerl in mir drin gerade für emotionale Achterbahn sorgt.

Kein Wunder, dass ich mir zurzeit richtig verlogen vorkomme, am Abend lustig und locker über die Schönheit von Frauen zu schreiben. Immer wieder setze ich mich stattdessen aufs Sofa und lese – möglichst thematisch Passendes, damit ich mir selbst einreden kann, es sei »Recherche«. Doch wie so oft in letzter Zeit halte ich auch das Lesen von Sachbüchern über mein Thema nicht lange durch. Stattdessen: Instagram.

Eine Plus-Size-Bloggerin, die normalerweise immer eine Garantie für gute Laune und tolle Plus-Size-Fotos ist, postet ein ungeschminktes Foto von sich. Sie schaut müde und abgekämpft aus, ihr übliches Strahlen ist nicht zu sehen, auf dem Foto wirken ihre Augen eher, als ob sie geweint hätte. Darunter schreibt sie: »Ich hatte gerade eine Panikattacke. Ich stand vor dem Spiegel und sagte mir selbst, dass nichts, was ich tue, gut genug ist. Ich wunderte mich, warum mein Freund mich nicht schon längst verlassen hat, hässlich, wie mein Gesicht ist.« Sie habe dieses Foto absichtlich gepostet, um darauf hinzuweisen, dass es völlig okay ist, sich auch mal scheiße zu fühlen.

Ja, verdammt, es ist einfach eine lange Reise, auf die man sich begibt. Am Anfang dieser Reise in Richtung Selbstliebe fühlte ich mich, als hätte sich einfach ein Knopf in meinem Hirn gelöst. Endlich konnte ich mich ansehen und mir denken: Ja, passt, alles dran, alles in Ordnung. Ich glaubte, jetzt kann's nur noch besser werden.

Aber immer wieder wirft es mich zurück. Der Weg ist einfach ein verdammt weiter.

Nina, meine Cover-Star-Freundin, inspiriert mich mal wieder. Auch sie scheint vor Kurzem einen Rückfall gehabt zu haben. Sie schreibt: »Wenn man sich auf den Weg gemacht hat, dann kann man nicht zurück. Wenn man einmal gespürt hat, wie sich richtige Selbstliebe anfühlt, möchte man gar nicht mehr zurück. Auch wenn es ein harter Kampf ist und man sehr oft aufgeben möchte. Auch wenn man denkt, man ist schon weit gekommen, kommen immer wieder Situationen, die einem das Gefühl geben, man hat nur einen einzigen Schritt in die richtige Richtung gemacht. Aber zurück geht es nicht mehr. Zum Glück.« Ich würde Nina am liebsten abknutschen.

Es sind jahrzehntelang gelernte Denkweisen. Man kann aus denen nicht in drei, vier Wochen ausbrechen. Es dauert einfach, und diese Zeit muss man sich geben. Nur von nichts kommt nichts.

Ein Verwöhntag muss her – ich muss mir irgendetwas gönnen, mir einen feinen Tag machen. Aber einen, bei dem ich weiß, ich fühle mich am Ende des Tages besser und nicht wie ein Stück Hefeteig, das in der Wärme liegend langsam immer größer wird und mit dem Sofa verwächst.

Die wunderbare Autorin und Body-Positivity-Aktivistin Jes Baker empfiehlt, sich ein Notfallprogramm zurechtzulegen – also Dinge zu tun, die einen aus dieser negativen Gedankenschleife wieder rausholen, sei es im Kopf oder durch einen Adrenalinschub durch Bewegung. Jede so, wie sie will. Auf meiner persönlichen Wohlfühlliste stehen die unterschiedlichsten Dinge:

1) Radfahren. Es ist jedes Jahr im Frühling das Gleiche: Ich sitze nach mehrmonatiger Pause – ich bin keine winterfeste Radfahrerin – keine zehn Minuten auf meinem Drahtesel und schon wandern meine Mundwinkel Richtung Ohr. Es macht mich einfach glücklich, mich zu bewegen, Luft und Sonne zu tanken und schnell am Ziel anzukommen, ohne in die in sich oder auf ihr Smartphone gekehrten Gesichter der anderen U-Bahn-Passagiere sehen zu müssen.
2) Badewanne. Ich bezeichne mich selbst gerne als Öko-Hedonistin, die versucht, in ihren Alltag nachhaltige Entscheidungen einzubringen, solange diese Spaß machen. Meine größte Alltagssünde ist sicherlich die Badewanne. Eine Badewannenladung verbraucht im Vergleich zu einer kurzen Dusche signifikant mehr Wasser – aber für mich ist die Badewanne mein »Happy Place«. Heißes Wasser, Badeschaum, ein Buch in der Hand, ein Glas Wein oder ein Tee am Badewannenrand und ich bin sofort im Entspannungsmodus.
3) Wenn ich gerade Gefahr laufe, dass der Tag zu einem »Teig-Tag« wird (siehe oben), dann muss ich mich überwinden, bequeme Schuhe anziehen und losstiefeln. Meine klassische Route: Ich gehe etwa 45 Minuten zügig bergauf, und oben angekommen, sehe ich vor mir die halbe Stadt, einiges an Wald und sehr viel Himmel. Dort setze ich mich mit Musik in den Ohren auf eine Bank und ich schwöre, ich kann meinen negativen Gedanken quasi dabei zuschauen, wie sie sich auflösen.
4) In all diesen Glücksszenarien bin ich alleine – doch manchmal tut es natürlich gut, unter Leute zu gehen. Es gibt wenige Situationen, die mir mehr Kraft geben als ein Abend mit meiner Mädelsclique unterwegs in der Stadt oder ein Nachmittag bei Gina, wo wir uns gemeinsam unserem Strick- (ich) und Nähwahn (sie) hingeben.

5) Doch auch kulinarisch kann man sich glücklich machen. Mein perfektes Glücksessen ist Hühnersuppe. Eine echte mit ausgekochten Knochen und Gemüseresten aller Art, nix mit Suppenwürfel. Früher gab es die immer, wenn ich krank war, und sie machte mich immer verlässlich gesund. Heute esse ich sie, wenn ich mich nach diesem Gefühl von »so schmeckt zu Hause« sehne.
6) Apropos sich glücklich machen: Sex macht auch glücklich. Revolutionäre Beobachtung, oder?

Es ist eine relativ banale Wahrheit, aber man muss sie sich immer wieder ins Hirn klopfen: Unser Gehirn, also das, was wir denken, und unser Körper sind eins. Sie sind untrennbar verbunden (würde man sie trennen, wären wir tot). Alles, was von außen an uns herankommt, geht über die Sinnesorgane unseres Körpers in uns rein, die Organe geben dem Gehirn die Impulse. Das heißt, unser Denken wird von äußeren Reizen beeinflusst – ob wir im Dunklen stehen oder im Hellen, ob wir mit Freunden bei einem Glas Wein oder bei einem Bewerbungsgespräch sitzen. Christian Ankowitsch, Journalist und Autor des Buchs »Warum Einstein niemals Socken trug – wie scheinbar Nebensächliches unser Denken beeinflusst«, fasst es folgendermaßen zusammen: »Wenn wir die Rolle unseres Körpers beim Denken, Lernen und Erinnern nicht berücksichtigen, dann verzichten wir auf wichtige Hilfe, denn er kann dabei ein mächtiger Verbündeter sein. Das gilt auch andersrum: Der Körper kann uns ziemliche Schwierigkeiten beim Denken bereiten.«

Unser Körper kann also noch viel mehr als erstens uns am Leben halten und zweitens schön sein. Hin und wieder tut es gut, sich das wieder mal klarzumachen.

Kauf dich glücklich!

Achtzig Prozent aller Konsumhandlungen in der ersten Welt werden von Frauen getätigt.

Das Überleben der westlichen Wirtschaft hängt also maßgeblich davon ab, dass die Frau kauft, kauft, kauft und bitte nicht aufhört zu kaufen (und nebenbei natürlich auch davon, dass die Frau Kinder gebären kann). Das gibt Frauen theoretisch unglaubliche Macht. In ihrem Buch »Fleischmarkt: Weibliche Körper im Kapitalismus« schreibt Laurie Penny: »Dass Frauen sich dieser Macht bewusst würden, wäre unerträglich: Die Gefahr einer Revolte wäre zu groß. Wenn die Konsumgesellschaft in der Art und Weise weiterexistieren soll wie gewohnt, ist es unabdingbar, dass diese latente Macht enteignet, bezähmt und gefügig gemacht wird.« Das bedeutet nicht zuletzt, dass uns Frauen ein niedriger Selbstwert eingeredet wird, damit wir bitte losziehen und uns Dinge kaufen, durch die wir uns wieder schöner oder mehr wert fühlen. Das kann vom Kosmetik-Cremetiegel bis zum neuen Vorhang für die Wohnung alles Mögliche sein.

In den sozialen Medien begegnet mir immer wieder ein Spruch, der diesen Mechanismus wunderschön in Worte fasst: »Wenn alle Frauen dieser Erde morgen früh aufwachten und sich in ihren Körpern wirklich wohl und kraftvoll fühlten, würde die Weltwirtschaft über Nacht zusammenbrechen.« Beim ersten Mal Lesen habe ich noch über dieses Zitat gelächelt – inzwischen macht es mich stinksauer. Was wird da eigentlich aufgeführt mit uns Frauen auf dem Rücken unseres persönlichen Glücks?

Selbstwert und Konsum also. Da gibt es diesen einen Werbespruch, den wir alle kennen, und der mich seit Ewigkeiten nervt: »Weil ich es mir wert bin.« (Es gibt diesen Spruch von L'Oréal übrigens bereits seit über vierzig Jahren.) Weil ich es mir wert bin, kaufe ich. Weil ich gekauft habe, fühle ich mich wertvoller. Wenn ich da selbst draufkomme, ist das eine Sache. Eine ganz andere, wenn es mir von der Werbung auch noch erklärt wird. Und dann auch noch von dieser Firma! Die sind von Naturkosmetik so weit entfernt wie ich von einer Villa in Frankreich (und man darf mir ruhig glauben, ich bin mir eine Villa in Frankreich wert – nur leider sagt mein monetärer Wert auf dem Konto was anderes). Eine Creme kostet bei denen so um die zehn, fünfzehn Euro. Inklusive Tierversuche. Wenn man durchrechnet, dass der Handel mindestens fünfzig Prozent Gewinnspanne drauflegt, dass man allgemeine Betriebskosten, Transport und Verpackung abziehen muss, dann ist klar: Wir schmieren uns da billigste Chemie ins Gesicht. Weil wir es uns wert sind?

Wir kaufen uns schön. (Eine Textilkette bringt's sogar in ihrem Namen auf den Punkt: »Kauf Dich Glücklich«.) Wir lenken uns ab von Dingen, die wir nicht wahrhaben wollen. Wir wollen uns besser fühlen und haben gelernt, dass das durch Konsum geht. Ich kann mir noch so oft sagen, dass das eigentlich nicht funktionieren kann – ich fall auch immer wieder mal darauf rein.

Und es ist auch logisch. Konsum löst hormonelle Reaktionen in uns aus. Finden wir ein Schnäppchen, wird Adrenalin in uns ausgestoßen, wir sind aufgeregt und erfreut. Finden wir ein richtig gut passendes Teil, nach dem wir beispielsweise lange gesucht haben, regnet es in uns Endorphine und Dopamin, beides ultimative Glücklichmacher. Wir kennen dieses Gefühl. Und wenn es uns schlecht geht, sei es Liebeskummer, sei es ein paar Idioten im Job, sei es purer Zeitstress, weil man vor lauter Arbeit – Kinder – Haushalt – Traumfrau-Sein nicht zu sich selbst kommt, dann erinnert man sich: Ah! Wie fühl ich mich besser? Indem ich mir was kaufe!

Eine kleine Umfrage unter Freundinnen bestätigt das. Auf meine Frage, ob sie sich schon mal was Sinnloses gekauft habe, nur um sich besser zu fühlen, antwortet eine alte Bekannte: »Früher waren es tatsächlich mal Klamotten, aber das mache ich seit ein paar Jahren nicht mehr. Stattdessen sind es jetzt meist Bücher oder Schallplatten. Die ›braucht‹ man meist auch nicht wirklich, aber wenigstens sind sie langlebiger, oder? Ich weiß es nicht. Auch beliebt bei mir ist Deko-Schnickschnack für die Wohnung. Das hilft, weil die Wohnung danach halt immer schicker aussieht (zumindest bilde ich mir das ein), oder weil die Musik oder die Geschichte die Seele tröstet, wenn der Alltag stresst.«

Ich muss zugeben, ich verstehe sie (zumal ich finde, man kann nie, nie, nie im Leben zu viele Bücher haben. Das geht einfach nicht). Wenn es zu einem besseren Gefühl führt, einfach mal für ein paar Stunden der Realität zu entkommen und in einen Roman einzutauchen oder Musik zu hören, dann ist das nicht schlecht. Das hat allerdings wenig damit zu tun, worauf ich – und wohl auch ganze Scharen von Kosmetik- und Textilunternehmen – hinauswill, nämlich auf die Verbindung von Konsum und dem Gefühl, als Frau nicht zu genügen, nicht genug wert zu sein.

Laura bringt es so auf den Punkt: »Ganz oft war es bei mir so, dass ich mir Sachen gekauft habe – meistens Kleidung oder Schuhe – und im Nachhinein mich dann gefragt habe, warum das so viel sein musste. Ich habe manchmal sieben-, acht-, neunhundert Euro pro Einkauf ausgegeben. Irgendwann bin ich draufgekommen, dass es eigentlich immer nur in extremen Stresssituationen passiert ist. Ich habe einen Ausgleich gebraucht, so wie ein Druckausgleich unter Wasser. Ich habe plötzlich den Drang verspürt, shoppen zu gehen. Danach habe ich mich dann erst mal gut gefühlt. Aber dann war meistens schnell der Gedanke da: Warum eigentlich? Ich brauch das doch eigentlich überhaupt nicht. Warum habe ich mir den Scheiß jetzt eigentlich gekauft? Und es war klar: immer aus Stress, aus einer Unsicherheit oder sonst was heraus. Wobei: Noch häufiger habe ich losgeschlagen, wenn ich mich körperlich schlecht gefühlt habe. Wenn ich Phasen habe, in denen ich mich ganz, ganz schlecht fühle, was mein Körperbild anbelangt, dann kaufe ich umso mehr Dinge, um das zu kaschieren. Aber es geht auch andersrum: Wenn ich mich besonders gut fühle, dann kaufe ich Dinge, um das hervorzuheben.«

Mittendrin in ihrer Rede unterbricht sie sich selbst und lacht: »Weißt, eigentlich ist es jedes Mal ein Scheiß. Egal, ob ich mich schlecht oder gut fühle, ich brauche immer irgendeinen Blödsinn!«

Auch meiner Lieblingsruth erzählte ich von meinen Gedanken über Selbstwert und Konsum. Sie meinte daraufhin: »Ist doch ganz logisch. Passiert mir auch hin und wieder, wenn ich gerade müde und gestresst bin. Und dann werden's auch gerne zwei T-Shirts statt einem, nur für die Seele. Anziehen werde ich wahrscheinlich nur eins davon, aber in dem Moment muss ich die andere Farbe einfach auch haben.«

Ich könnte noch zig solcher Gespräche zitieren. Mein Fazit: Jede von uns kennt das.

Was man tun kann? Es gibt natürlich keine Zauberformel für weniger Konsum, aber es gibt eine Frage, die man sich bei jedem Einkauf stellen sollte: »Brauche ich das wirklich?« Wenn man einmal beginnt darüber nachzudenken, warum man gerade dieses blaue Kleid unbedingt haben will, wird man schnell drauf kommen: »Damit ich nicht nackt herumlaufen muss« ist nicht die Antwort.

Von Orangen und Salben

So oft ich mit anderen Punkten meiner Optik gehadert habe, bei Cellulite hab ich's glücklicherweise recht schnell kapiert: Es ist, wie es ist. Da kannst du nichts machen. Wenn ich im Drogeriemarkt eine Creme gegen Cellulite neben der anderen sehe (manche mit speziellen Massagehandschuhen, mit denen man die Creme einmassieren soll), denk ich mir nur: »Meine Güte, wir lassen uns anscheinend wirklich gerne verarschen.«

Sogar Wikipedia, wo man ansonsten ja ganz gern mal Dinge liest, die falsche Hoffnung wecken, schreibt: »Da Cellulite tiefe Hautstrukturen betrifft, kann durch Cremes, Salben und ähnliche kosmetische Behandlungen kein Erfolg erzielt werden. Eine erkennbare Wirkung ist nur auf das Einmassieren zurückzuführen.« Das heißt: Im Grunde ist völlig egal, was man sich auf die Schenkel klatscht, Hauptsache, man massiert es ordentlich ein – und dann hält der Effekt – wenn es ihn überhaupt geben sollte – auch nicht ewig an, sondern vielleicht ein paar Tage.

Trotzdem verkaufen sich diese Cremes und Salben wie verrückt. Wir wollen daran glauben, dass eine Salbe Wunder wirkt, anstatt zu akzeptieren, dass Cellulite etwas Natürliches ist. Schon klar, in keiner einzigen Werbeanzeige, bei keinem Modeshooting und in keinem Hollywood-Film sieht man Cellulite. Aber das ist ja Teil des Problems.

Es wird so unglaublich viel Geld mit Beauty-Produkten gemacht. Für eine Creme und Klarsichtfolie, in der wir uns einwickeln sollen, geben wir gerne fast fünfzig Euro aus, nur weil die Packung verspricht: Weniger Dellen, weniger Umfang. Ja, Make-up ist etwas Schönes, ich selbst finde mein Gesicht an manchen Tagen auch schöner, wenn ich meine blonden Wimpern in pechschwarze Farbe getunkt habe. Selbstoptimierung soll jeder Frau freigestellt sein, aber eines würde ich gern ins Bewusstsein holen: All das kostet! Hinter jedem dieser Verschönerungsprodukte steht ein Unternehmen, das damit Profit macht. Und klar, es ist superpraktisch für die Unternehmen, dass wir Frauen Cellulite scheiße finden – bringt ja mörderischen Umsatz!

Letzte Woche las ich einen Artikel in einem Magazin, in dem es um Schönheitsideale im Allgemeinen ging. Ein Zitat ist mir im Kopf geblieben. Eine ältere Frau aus Ostdeutschland berichtete, dass früher in der DDR Cellulite einfach kein Thema gewesen sei. Jede Frau habe sie gehabt und sie sei weder als hässlich noch als schön empfunden worden, sondern schlicht und einfach als natürlich. Mit der Wende 1989 hätten sich die Dinge dann geändert: Werbung für Cremes gegen Cellulite erreichte Ostdeutschland und umgehend betrachteten unzählige Frauen, die bisher ganz gut mit ihrer Normalität gelebt hatten, ihre eigenen Oberschenkel als Makel (und viele kauften die Cremes, logischerweise). Das hat jetzt nichts mit Ostalgie zu tun, aber eine Beobachtung drängt sich schon auf: Ja, es ist nicht zuletzt von der Schönheitsindustrie getriggert, wie wir uns fühlen.

Inzwischen scheint ebenjene Industrie sogar immer noch weiterzudrehen. Hin und wieder habe ich nämlich das Gefühl, dass uns immer neue »Makel« eingeredet werden, damit wir die Lösung dafür kaufen können. Zum Beispiel: Menschen haben unterschiedlich große Poren – aber wir alle müssen möglichst kleine haben. Menschen haben raue Haut an den Füßen, logisch, man stelle sich vor, man hätte an den Füßen dünne Gesichtshaut, jeder Schritt würde wehtun – aber nein, Hornhaut ist der Feind, Hornhaut muss weg!

Oder Dinge, die früher ein eindeutiger Makel waren, werden kurzerhand zum neuen Schönheitsideal umdefiniert: Vor Kurzem bekam ich mit, dass Sommersprossen wieder »in« seien – und wie man sich die schminkt, wenn man keine hat.

Bitte?!

Als ich Kind war, galten meine Sommersprossen als hässlich, alle paar Wochen sangen mir andere Kinder in ihrer Brutalität den leicht abgewandelten Kinderreim »Sche...e durch ein Sieb geschossen gibt die schönsten Sommersprossen« vor. Und jetzt sind Sommersprossen plötzlich so »in«, dass man sie sich mit irgendeinem Beauty-Stift aufmalen soll?!

More Feminism, Baby!

Im Endeffekt führen mich ganz viele der Themen, die sich rund um Schönheitsideale ranken, immer mehr in Richtung Feminismus und der Forderung, dass gleiche Standards für Frauen und Männer gelten sollten. Warum ist Feminismus eigentlich so unbeliebt? Warum sagen Frauen so oft: »Ich bin ja echt keine Feministin, aber ...«? Warum heißt es so häufig, der Feminismus habe eh schon alles erreicht? Ja, Frauen hier in Westeuropa haben im Vergleich zu jenen in vielen anderen Gegenden der Welt schon verdammt viel erreicht, aber echte Gleichberechtigung gibt es noch lang nicht. Im Gegenteil, in den vergangenen Jahren gab es einen regelrechten Backlash: Während für meine Klassenkameradinnen in den Neunzigern die vorherrschende Diskussion war, was man mal studieren und arbeiten wolle, ist in den vergangenen Jahren das Ziel der fünfzehnjährigen Mädchen wieder stärker in Richtung »einen guten Mann finden und zu Hause bleiben« gegangen.[7]

7 Eine Beobachtung, die auch ein Bekannter von mir bestätigte – er ist Gymnasiallehrer und berichtete: »Ich würde halt gern in einer Welt leben, in der man diese Geschlechterdiskussion nimmer führen braucht. Das Frustrierende ist aber, dass das dermaßen in den Köpfen der Menschen drin ist. Immer noch. Wenn ich das in der Schule mit den Kids bespreche, ist das immer noch so, dass die Burschen später einen Job wollen mit viel Kohle und ein dickes Auto und die Mädels faseln von Kindern, Haushalt und einem fleißigen Mann. Irre ist das.«

Nein, Feminismus braucht es immer noch. Auch und vor allem in Bezug auf unsere eigenen Körperbilder. Anne Wizorek beschreibt das in ihrem wunderbaren Buch »Weil ein #Aufschrei nicht reicht« absolut treffend: Wir brauchen Feminismus, »weil Frauen durch ständige Hinweise auf die vermeintlichen Fehler ihrer Körper förmlich verschwinden sollen. Weil so viele dadurch ihr Leben lang erst gar keine Liebe für ihre Körper empfinden können. Weil ›Du siehst so gut aus, hast du abgenommen?‹ immer noch als Riesenkompliment gilt. Es ist perfide, uns einerseits zuzurufen ›Sei, wie du bist!‹, und andererseits vorzuschreiben ›Aber bitte nur auf diese Weise!‹. Weil bereits Mädchen lernen, dass sich ihr Wert darin bemisst, wie hübsch sie aussehen und wie sexy sie auf andere wirken.«

Ein Argument, das rund ums Thema Selbstliebe immer wieder auftaucht, ist die Kritik an diesem Sich-klein-Machen und Wenig-Platz-Einnehmen. Zu Beginn hab ich's nicht wirklich verstanden: Was sollte mein füherer Wunsch, schlank und hübsch zu sein, denn damit zu tun haben, weniger Platz einnehmen zu wollen? Wenn ich erst schlank wäre, würde ich ja erst recht alle überstrahlen!

Inzwischen ist mir klar, dass mit diesem Weniger-Platz-Einnehmen auch ein Stiller-Sein und ein Seinen-Platz-nicht-Beanspruchen einhergeht. Laurie Penny, feministische Journalistin und Bloggerin aus Großbritannien, die den Feminismus in der Generation der Millenials wieder salonfähig gemacht hat, schreibt in ihrem Buch »Fleischmarkt«: »Zu ritualisierten Akten von Konsum und Selbstdisziplinierung gezwungen, die weltweit einen riesigen Markt an Schönheits-, Diät-, Mode- und Pflegeprodukten hervorbringen, hungern selbst in den Ländern, wo ausreichend Nahrung vorhanden ist, drei Viertel aller Frauen täglich, um nur ja nicht zu viel Raum zu beanspruchen.«

So wenig ich diese Pauschalisierung in »die Männer« und »die Frauen« mag: Die Plätze, die Frau einnehmen, waren jahrhundertelang im Grunde von Männern vorgegeben – und sind es teilweise immer noch. Immer noch gibt es auf der Karriereleiter die gläserne Decke, immer noch gibt es massive Einkommensunterschiede für gleiche Arbeit, und vor allem: Immer noch gibt es extrem unterschiedliche Ansprüche an das Aussehen von Männern und Frauen.

Männer dürfen Bauch haben. Männer dürfen genüsslich ins ölig triefende Grillfleisch beißen und Knoblauchbaguette nachschieben, während Frauen sich derweil ihre Salate mit trocken gegrillten Pilzen und Tomaten aufpeppen und das Höchste der Gefühle ein gegrillter Ziegenkäse ist. In der Fernsehwerbung erzählen Männer, dass das kulinarisch Beste zum Fußballgucken auf dem Sofa eine grauslich aussehende Kombination aus Burger und Pizza ist, während Frauen sogar Schokoriegel mit den Attributen »schmeckt leicht und unbeschwert« angepriesen werden. Wer auf Foto-Plattformen im Internet nach den Worten »Frau« und »Essen« gleichzeitig sucht, findet Unmengen an Bildern, in denen Frauen unglaublich glücklich und lachend mit der Gabel in eine Salatschüssel fahren oder genüsslich in einen Apfel beißen. (Salate sind ja bekanntermaßen wirkliche Ulknudeln, oder? Bringen einen andauernd zum Lachen ...) Männer hingegen haben – richtig erraten – am häufigsten Burger oder Pizza vor sich auf dem Teller.

Mein Lieblingsbeispiel kommt jedoch mal wieder aus der textilen Welt: Eine US-amerikanische Marke preist ihre Unisex-Klamotten an. Der Mann trägt das blaugrün karierte Hemd, wie es Männer eben tun: Sie haben es an. Und sie haben eine Hose dazu an. Er schaut mit leerem, gelangweiltem Blick an der Kamera vorbei, die Schultern hängen. Er hat einen Dreitagebart und ist ungeschminkt (was Männer bei Modeshootings normalerweise auch sind). Das gleiche Hemd wird auch an einer Frau gezeigt. Allerdings: Sie trägt nur das Hemd, in der Taille zusammengeknotet. Mit laszivem Blick schaut sie einen direkt an und streckt dabei gleichzeitig ihren nackten Hintern in die Kamera. (Das Unternehmen war übrigens für weitere sexistische Werbungen bekannt — und ist seit wenigen Monaten pleite. Hoffnung?)

Es ist doch komplett verrückt. Wir leben in Zeiten, in denen wir Frauen im Westen die Wahl haben. Wir können ein selbstbestimmtes Leben führen. Wir können die gleiche Ausbildung genießen (wobei »genießen« da wahrscheinlich nicht nur in meinem Fall eher das falsche Wort ist ...), wir können Karriere machen. Einige von uns schaffen es sogar, die gläsernen Decken zu durchbrechen, die es wie gesagt zweifelsohne immer noch gibt und die in Zeiten von Trump und Co. leider zu Panzerglas zu werden scheinen. Strukturell haben wir zwar viel Gegenwind – wir verdienen weniger für die gleiche Arbeit und wir arbeiten aufgrund von fehlender oder unfinanzierbarer Kinderbetreuung zumeist in Teilzeitjobs, was uns spätestens in der Rente gewaltig in den Rücken fallen wird. Aber wir können. Die meisten von uns jedenfalls.

Warum verschwenden wir dann so wahnsinnig viel Zeit mit unserem Aussehen? Warum beziehen wir immer noch so oft unser Selbstwertgefühl daraus, wie wir aussehen, und nicht daraus, was wir leisten?

Wieder finde ich bei der wahnsinnig wütenden Laurie Penny starke Worte als Antwort: »Täglich wird uns klargemacht, dass wir hungriger, schlampiger, hässlicher, bedürftiger, ärgerlicher, mächtiger und weniger perfekt sind, als wir sein sollten. Es ist viel mühsamer, dieser Kultur des Kritisierens und der daraus folgenden Herabsetzung des Selbstwertgefühls Stirn zu bieten, als die Scham darüber einfach wegzuhungern. Achtzig Jahre nach der Einführung des allgemeinen Wahlrechts in den meisten Ländern der Ersten Welt sind selbst in der Generation, die erlebt hat, wie viel Energie und Größe Frauen haben können, und die gesehen hat, wie die Freiheiten immer mehr wurden, zunehmend mehr Frauen davon überzeugt, dass sie abnehmen müssen, weniger Raum einnehmen dürfen und sich selbst am besten verschwinden lassen sollen.«

Womit ich wieder bei der Größe wäre. Dem Zu-viel-Sein. Kann es sein, dass in uns drin gelernte Muster stecken, die unseren eigentlichen Lebensmöglichkeiten Jahrzehnte hinterher sind? Dass wir zwar einerseits lernen, dass wir gleich viel wert sind, aber andererseits unseren persönlichen Lebenserfolg daran bemessen, wie repräsentabel wir in der Gesellschaft sind?

In einer Umfrage in Großbritannien haben von eintausend befragten Mädchen ganze sechzig Prozent angegeben, dass ihr Berufswunsch »Model« sei. Im Leben erfolgreich zu sein wird also assoziiert damit, den eigenen Körper vorzuführen. Aber es ist kein Wunder. Bereits in frühester Pubertät bekommen wir eingebläut, dass Weiblichkeit sich über den Körper definiert. »Frau ist Body. Das kriegt sie auf jedem Cover, auf jedem Plakat, an jeder Straßenecke, in jedem Mädchenmagazin mit«, schreibt die Journalistin und Buchautorin Bascha Mika in ihrer Streitschrift »Die Feigheit der Frauen«.

Aus ihren Zeilen lässt sich die Wut über die Prägung dieser jungen Mädchen, die so viele Möglichkeiten hätten, herauslesen: »Model – das ist nur ein Codewort für ein System, das Mädchen zu Hochleistungsweibchen antreibt. Das sie in die Selbstentwertung treibt. Das sie daran hindert, ein unabhängiges weibliches Ich zu entwickeln. Noch nie waren sich Mädchen so sicher wie heute, noch nie fühlten sie sich stärker als jetzt, so frei und gleich. Und ausgerechnet sie haben dann nichts Besseres im Kopf als ein Modelzuchtprogramm – das mal mehr, mal weniger offensichtlich abläuft.«

Naomi Wolf, Buchautorin und politische Aktivistin, beleuchtet diese Entwicklung in ihrem Buch »The Beauty Myth«, das sich seit seiner Veröffentlichung im Jahr 1991 zu einem der Standardwerke des Feminismus entwickeln sollte. Sie sagt: Der Beauty-Mythos sei entwickelt worden, um Frauen klein zu halten. Die Feministin Susie Orbach ist der gleichen Meinung: Frauen würden gesellschaftlich so sehr darauf gedrillt, ihre Körper zu kontrollieren und zu managen, dass sie damit weitaus mehr beschäftigt sind als mit dem Leben selbst. Wolf bringt es noch deutlicher auf den Punkt: »Eine Kultur, die fixiert ist aufs Dünnsein von Frauen, ist nicht von weiblicher Schönheit besessen, sondern von weiblichem Gehorsam. Diäten sind das stärkste politische Beruhigungsmittel in der Geschichte der Frauen, eine leicht verrückte ist eine lenkbare Bevölkerung.« Soll heißen: Frauen fokussieren sich so sehr aufs Schlanksein, dass sie keinen Kopf mehr haben für politische Verantwortung.

Und Wolf führt noch ein anderes Argument an, das ich leider von sehr, sehr vielen Frauen kenne: »Eine Frau, die aufgrund ihres Aussehens gehemmt ist, wird sich nie genug entspannen können, um ihre Sinnlichkeit zuzulassen und damit zu spielen.« Ich sag nur: Licht aus und Decke drüber ...

Es ließe sich so unglaublich viel bewegen, wenn Frauen sich selbst lieben lernen würden. Denn sie würden damit auch ihren sozialen Wert lernen und ihren männlichen Gegen- (oder auch Mit-?) Spielern auf Augenhöhe begegnen können. Naomi Wolf schreibt: »Es stimmt, was über Frauen gesagt wird: Frauen sind unersättlich. Wir sind gierig. Unser Appetit muss kontrolliert werden, wenn die Dinge so bleiben sollen, wie sie sind. Wäre die Welt auch unsere (...), wir würden nach mehr Liebe verlangen, nach mehr Sex, nach mehr Geld, mehr Verantwortung Kindern gegenüber, mehr Essen, mehr Versorgung. Diese sexuellen, emotionalen und physischen Forderungen würden zu sozialen Forderungen werden: staatliche Bezahlung, wenn man ältere Menschen betreut, Elternkarenz, Kinderversorgung und so weiter. Die Kraft des weiblichen Verlangens wäre so groß, dass die Gesellschaft wirklich damit rechnen müsste, was Frauen wollen, im Bett und in der Welt.«

Mit »The Beauty Myth« hat Naomi Wolf meine persönliche Bibel geschrieben für mein Therapieprogramm. Obwohl mir das Buch oft das Gefühl gegeben hat, ich werde es nie schaffen, da der Kampf um die eigene Schönheit angesichts der mächtigen Gegner ein echter Windmühlenkampf ist. Damit sich wirklich etwas ändert, müssen wir an den Strukturen arbeiten. Jede Einzelne muss bei sich selbst anfangen, um aus dem Schönheitswahn auszubrechen – aber würden wir uns alle zusammentun, pfwoah, da ginge was weiter!

Vor der UNO in High Heels

In den Fünfzigern waren jene Frauen Heldinnen des gesellschaftlichen Mainstreams, die viele Kinder auf die Welt brachten und vorzüglich einen Haushalt schmissen. Heutzutage scheint es, dass vor allem jene Frauen als Heldinnen gefeiert werden, die es schaffen, dauerhaft hübsch zu sein – Berufskarriere hin oder her.

Das beste Beispiel dafür ist Amal Clooney. Die Frau ist weltweit anerkannte Juristin, spezialisiert auf Menschenrechte, und berät so nebenbei Regierungen und die Vereinten Nationen. Doch als sie Anfang 2017 vor Letzteren eine kraftvolle Rede gegen den Islamischen Staat hielt, wurde in einigen Medien nur eines diskutiert: ihr Designerkleid und ihre Schuhe.

Die in meinen Augen schönste Formulierung dieser Absurdität bringt die Website footwearnews.com: »Die Menschenrechtsanwältin war am Donnerstag bei den Vereinten Nationen in New York, um eine wichtige Rede darüber zu halten, warum es wichtig ist, ISIS für den Genozid des Volkes der Yazidi im Norden Iraks zur Verantwortung zu ziehen. Zu diesem Anlass trug sie ein buttergelbes Kleid und Jacke mit schwarzen Akzenten aus der Cruise Collection 2017 von Bottega Veneta. Sie vervollständigte den Look mit einem Paar schwarzer Lederpumps.«

Doch damit wir das jetzt nicht nur auf die USA schieben: Auch aus Österreich gibt es da ein amüsantes Beispiel. Nach der traurigen Nachricht, dass Gesundheits- und Frauenministerin

Sabine Oberhauser an Krebs verstorben war, wurde nach wenigen Tagen Dr. Pamela Rendi-Wagner als ihre Nachfolgerin vorgestellt. Rendi-Wagner ist als Ministerin zuständig für Themen wie das Rauchverbot für Minderjährige, das Übereinkommen zur Beseitigung jeder Form von Diskriminierung an Frauen oder die Reform des Gesundheitssystems. Große und gesellschaftspolitisch wichtige Brocken also. Am 17. März, neun Tage nach ihrem Amtsantritt, schrieb die Tageszeitung »heute« in ihrer Rubrik »Politik heute«: »Seit dem 8. März ist Pamela Rendi-Wagner (SPÖ) als Gesundheits- und Frauenministerin im Amt. Auffallend: Bei vielen Terminen seit ihrer Angelobung trägt sie dasselbe Paar Schuhe – schwarze Stiefeletten. Ob das tatsächlich so etwas wie ihre ›Glücksschuhe‹ sind, wollte ihr Sprecher leider nicht verraten.«

Das muss man sich mal vorstellen: Da schaffen es Frauen in ranghohe Ämter. Begegnen Regierungschefs und Wirtschaftsbossen auf Augenhöhe. Und in den Medien wird die Farbe des Kleides oder die Qualität ihrer Schuhauswahl diskutiert. Weil wir Frauen so etwas lesen wollen? Weil es für uns relevant ist? Oder weil seitens der Medienmacher da bewusst oder unbewusst wieder an der Schraube »Schau, wie hübsch die ist, sei so wie die, nur hübsche Frauen sind erfolgreich« gedreht wurde?

Auch ein »nettes« Beispiel: Als Frankreich einen neuen Präsidenten wählte, entrüsteten sich manche Medien über seine Ehefrau. Brigitte Macron ist 25 Jahre älter als er, bereits 64 Jahre alt – und trägt hohe Absätze und kurze Röcke. Das Absurde an der Diskussion: Sie sieht auch nach klassischen Maßstäben sehr gut aus: schlank, groß, blond. Doch sogar das wurde ihr zum Vorwurf gemacht – plötzlich war sie zu schlank, zu blond, zu braun gebrannt, und viel zu modisch angezogen für eine ältere Frau. Da verlangt man von Frauen, dass sie eigentlich bis ins Grab hübsch und anziehend zu sein haben – und wenn es eine dann umsetzt, passt es wieder nicht. Macron selbst dürfte übrigens über verdammt viel Humor verfügen: Auf die Frage, warum ihr junger Ehemann Präsident werden solle, kommentierte sie launig: »Es wäre besser, wenn Emmanuel jetzt in den Élysée-Palast einzieht. Stellen Sie sich vor, wie ich in fünf Jahren aussehen werde!«

Wir haben die Wahl

Meine Gedanken kreisen in letzter Zeit immer häufiger um diesen einen Satz, den ich ein paar Seiten vorher schon einmal geschrieben habe: Wir haben die Wahl. Wir Frauen im Westen haben so verdammt viel erreicht (oder besser gesagt: Es wurde für uns so viel erreicht), dass wir de facto selbstbestimmt leben können.

* Ich bin von niemandem abhängig und finanziere mein Leben alleine.
* Ich darf selbst Auto fahren (bis vor Kurzem im Unterschied zu Frauen in Saudi-Arabien).
* Ich brauche keine Erlaubnis eines Ehemanns oder männlichen Verwandten, um einen Job anzunehmen (auch wie in Saudi-Arabien).
* Ich muss meine Haare in der Öffentlichkeit nicht verstecken (wie strengreligiöse Frauen im Islam und Judentum).
* Ich kann einen Mann, der mich schlägt, anzeigen (im Gegensatz zu Russland, wo einmaliges Verprügeln der eigenen Frau gesetzlich als Bagatelle gilt).
* Ich wurde nicht beschnitten (wie Frauen in einigen Teilen Afrikas und Asiens, beispielsweise 90 Prozent der Ägypterinnen. Neunzig Prozent!!!!).
* Ich wurde als Kind bzw. als Teenager nicht zwangsverheiratet (eine Tradition in einigen kulturellen Gruppen, die es auch bis nach Österreich und Deutschland geschafft hat).

* Ich laufe nicht Gefahr, Opfer eines Ehrenmordes zu werden, weil ich die Ehre meiner Familie verletzt habe (ich wüsste ehrlich gesagt nicht mal, wie ich das anstellen sollte ...).
* Ich muss keinem Mann »gehorchen« (was in vielen asiatischen Ländern vor allem auf dem Land als Voraussetzung für eine Eheschließung gilt).
* Ich werde nicht verstoßen, wenn ich meine Regel habe (wie in einigen Gegenden Nepals).
* Ich bin gesetzlich Männern gleichgestellt (nicht wie im Iran und in Algerien, wo ich im Falle von Heirat, Scheidung, Sorgerecht und Erbschaft bedeutend weniger Rechte habe als ein Mann).
* Ich habe keinen Kleidungstraditionen zu folgen. Ich kann heute im Minirock und morgen in der Jogginghose herumlaufen. Und es ist mein Recht, dass ich in keinem der beiden Outfits blöd angemacht werde.
* Ich darf das Land ohne Genehmigung eines männlichen Vormundes verlassen (ja, richtig geraten, wieder wie in Saudi-Arabien, aber auch im Iran).
* Ich darf aus eigener Entscheidung und ohne gesundheitliche Indikation abtreiben (nicht wie in Antigua, Brasilien, Chile, in der Dominikanischen Republik, El Salvador, Guatemala, Haiti, Honduras, Mexiko, Panama, Paraguay, Surinam, Venezuela, Nicaragua, Ägypten, Iran, Irak, Jemen, Libanon, Libyen, Oman, Palästina, Sudan, Syrien, in den Vereinigten Arabischen Emiraten, Afghanistan, Bangladesch, Bhutan, Brunei, Indonesien, Kiribati, Laos, auf den Marshall-Inseln, Mikronesien, Myanmar, Osttimor, Palau, Papua-Neu-Guinea, auf den Philippinen, den Solomon-Inseln, auf Tonga, Tuvalu, in Angola, der Elfenbeinküste, Gabun, Guinea-Bissau, Kenia, Kongo, Lesotho, Madagaskar, Malawi, Mali, Mauretanien, Mauritius, Nigeria, São Tomé & Príncipe, Senegal, Somalia, Tansania, Uganda, Andorra, Malta, San Marino und ... festhalten ... Irland. In diesen Ländern leben insgesamt 25 Prozent der gesamten weiblichen Weltbevölkerung).

* Ich darf wählen, meine Stimme zählt politisch (nicht wie in Brunei und im Vatikanstaat – was wird dort eigentlich neben dem Papst gewählt? In Saudi-Arabien dürfte ich übrigens erst seit 2015 wählen gehen ...).

Das soll nicht heißen, dass wir in Europa und den USA als Frauen auf einer Insel der Seligen leben. Frauen begegnet immer noch auf vielen Ebenen Unterdrückung, wie gesagt: Von echter Gleichbehandlung sind wir weit entfernt.

* Der Anteil weiblicher Führungskräfte in Unternehmen liegt in Österreich bei 23 Prozent. Das ist der viertletzte Platz unter den 28 EU-Staaten. In vierzig Prozent der Unternehmen sitzt keine einzige Frau in der Führungsetage. Deutschland steht mit 22 Prozent sogar noch schlechter da und teilt sich mit Italien und Zypern den letzten Platz im Ranking. Die gläserne Decke scheint also tatsächlich aus Panzerglas.
* Frauen dürfen nicht nur nicht an den obersten Gehaltstöpfen mitnaschen, sie werden für gleiche Arbeit auch schlechter bezahlt. In Österreich beträgt dieser sogenannte Gender Pay Gap 23 Prozent, in Deutschland 21 Prozent. Das heißt, in der gleichen Zeit, in der österreichische Männer einen Euro verdienen, bekommen Frauen im Durchschnitt für die gleiche Arbeit 77 Cent.
* Frauen sind sehr häufig offenem Sexismus ausgesetzt. Die Journalistin Anne Wizorek gab mit dem Twitter-Hashtag #aufschrei unzähligen Frauen im Jahr 2013 eine Stimme: In wenigen Zeichen beschrieben Frauen sexistische Dinge, denen sie täglich ausgesetzt sind:
  * »Der Schwimmlehrer, der alle Mädchen im Kurs zur Begrüßung auf den Mund küsste – die jeweils Jüngste mit Zunge #aufschrei« von Userin totalreflexion.
  * »Der Mann im Zug, der mir an den Hintern grapschte, noch während meine Freund_innen dabei waren. #aufschrei« von Userin Faserpiratin.

* »Typ, der vor mir stand, sagte, dass ›er hart‹ sei und auf Abweisung meinte, ich würde ihn nur nicht wollen, weil er ein K*nake sei #aufschrei« von Userin pfefferminz_.
* »Der Typ, der mir ein Veilchen verpasste, als ich mich gegen ›blöde Schlampen‹ wehrte. Wir hatten auf ›geile Ärsche‹ nicht reagiert. #aufschrei« von Userin hanhaiwen.
* »Der Typ, der mich als F*tze beschimpfte, als ich lieber ein Buch lesen wollte als mit ihm zu reden. #aufschrei« von Userin Pfefferminz_.

Letzteres ist mir auch schon passiert. Mehrfach. Ich wurde auch schon auf offener Straße mitten am Tag aus einem Auto heraus gefragt, was ich koste. Ich erlebe es häufig, dass sich in der vollen U-Bahn Männer näher zu mir stellen, viel näher als sie müssten (also knapp vor »Ich reib mich an dir«-Nähe), und dabei grinsen. Bei einem Bewerbungsgespräch unterhielt sich mein potenzieller Vorgesetzter einmal ausschließlich mit meinen Brüsten (bis ich ihm mit fester Stimme erklärte, dass meine Augen ein gutes Stück weiter oben seien. Den Job bekam ich damals nicht. Seltsam aber auch). Von einem Lehrer wurde mir mal erklärt, dass er so Angst habe, dass die restliche Klasse merken würde, wie attraktiv er mich findet, und dass eine Frau nicht groß genug sein kann. Als ich kürzlich schlecht gelaunt das Haus verließ, kamen mir zwei Typen entgegen, von denen einer mir »Was schaust du denn so finster? Zwei Stunden in meinem Bett und bei dir scheint die Sonne!« nachrief. (Ich ärgere mich übrigens bis heute, dass ich mich nicht umgedreht und gesagt habe: »Hey super! Drei Häuser weiter steht mein Bett und ich brauch es gerade, so richtig gut durchgefickt zu werden, also los, gehen wir!« Seine Reaktion, die hätte mir die Sonne ins Gesicht gezaubert ...) Und ich kenne keine einzige Frau, der Alltagssexismus noch nicht begegnet ist. Das Schlimme ist, es ist aus reinem Selbstschutz heraus für viele Frauen schlicht normal geworden.

Trotzdem: Es geht uns viel besser als dem Großteil der Frauen weltweit. Und dann fühlen wir uns weniger wertvoll, weil wir glauben, wir wiegen fünf oder fünfzehn oder meinetwegen auch fünfzig Kilo zu viel?! Jede einzelne Sufragette würde sich wohl im Grab umdrehen …

Hin und wieder ist es wirklich gesund, die Perspektive mal ein bisschen zu erweitern und geradezurücken: Es geht uns gut, wir haben die Wahl, aber wir haben auch noch viel zu tun bis zu einer wirklich fairen Gleichstellung der Geschlechter. Eigentlich so viel, dass gar keine Zeit sein sollte, uns so viel Gedanken über unsere »Makel« zu machen.

Gemessen an den globalen Vergleichen betrachte ich mein Leben als Frau hier in Österreich jedenfalls als großen Segen. Es ist nichts, was ich mir selbst erarbeitet habe, ich habe lediglich unglaubliches Schwein gehabt, in meine Familie hineingeboren worden zu sein und nicht zum Beispiel in Saudi-Arabien auf die Welt gekommen zu sein. Null Fügung, null Schicksal, einfach: Zufall. Genau dieser Gedanke macht mich immer wieder demütig – und hilft mir inzwischen immer mehr, Dinge wie Cellulite, meine hässlichen Füße oder die schon wieder enger gewordene Jeans mit sehr viel mehr Abstand zu betrachten.

Im Horror-Outfit unterwegs

Noch ist der Winter nicht vorbei, ich beschließe trotzdem, einen meiner geplanten Selbstversuche zu starten: Ich werde heute Abend ein bauchfreies Top anziehen. Die runden Frauen auf Instagram schwören darauf, schwärmen von ihren »Crop Tops« und sehen auf den Fotos auch ganz wunderbar aus. So mutig! So schön! So sexy!

Mein Top ist langärmlig und schwarz, ich habe es für wenige Euro bei einer Online-Tauschbörse erstanden. Das Teil endet knapp unter meinen Brüsten, ich kombiniere es mit einem knielangen Lederrock, der sehr weit oben in der Taille sitzt, und hohe Stiefel. Man sieht also von Hals bis Fuß nur knapp zehn Zentimeter Haut am unteren Rand meines Brustkorbs, ich fühle mich dennoch komplett nackt.

Der Look ist sehr kraftvoll – und sehr schwarz. Es ist ein Outfit, wie man es an einem Beauty-Model erwarten würde, das mit stark geschminkten Augen und strengem Blick direkt und kampflustig in die Kamera schaut, mit Händen in den Rocktaschen und einer in die Seite geschobenen Hüfte. Ich probiere genau diesen Gesichtsausdruck und diese Haltung aus – und vor mir im Spiegel steht eine Fremde mit einem zu kurzen Shirt. Die Kraft ausstrahlt. Die stark aussieht. Bauchfrei, aber trotzdem stilvoll.

Meinen Bauch habe ich mein Leben lang versteckt. Er ist wabbelig, weich, hängt im Sitzen über jeden Rock- oder Hosenrand, und ich mochte ihn einfach nicht – und wenn ich ehrlich bin, mag ich ihn immer noch nicht. Und während Oberschenkel und Hintern in diesem Lederrock, ein Fund aus dem Secondhandladen in der Nähe, sehr gut kaschiert sind, sieht der obere Teil meines Bauchs zum ersten Mal seit letztem Sommer im Bikini Luft. Da es kalt ist, ziehe ich noch eine Weste drüber. Kaum zippe ich sie zu, fühle ich mich wohler. Aber Selbstversuch ist Selbstversuch, ich will ausprobieren, wie die Umwelt auf meinen Look reagiert. Und vor allem will ich ausprobieren, wie weit ich in Sachen Body Positivity und Selbstliebe wirklich bin – habe ich die nötige Kraft, meine »Schwachstelle« so zu zeigen?

Der Abend beginnt bei einer Freundin, Lisa. Es treffen sich dort ein paar Freunde, um nachher gemeinsam in ein Tanzlokal in der Innenstadt zu gehen. Ich kenne nur zwei der fünf Personen, Lisa und ihren Freund. Es ist noch ein weiteres Pärchen sowie eine weitere Freundin von Lisa da. Ich überlege im Flur kurz, ob ich die Weste noch anbehalten soll, schließlich ist das ja erst eine Art Vorglühen und gilt ja gar nicht und so. Doch dann reiße ich mich zusammen, ziehe die Weste aus und gehe ins Wohnzimmer, wo die anderen bereits rund um den Couchtisch sitzen und Wein trinken. Die Stimmung ist ausgelassen, bereits an der Eingangstür habe ich lautes Gelächter gehört. Kaum habe ich alle mit Handschütteln oder einem Wangenküsschen begrüßt, habe ich schon ein Weinglas in der Hand und die Diskussion setzt dort fort, wo ich sie zuvor unterbrochen hatte – mit dem Unterschied, dass nun auch ich sofort nach meiner Meinung gefragt werde. Niemand schaut mich schräg an, niemand hat das Entsetzen vor meinem dicken weißen Streifen Bauch im Blick, niemand grenzt mich aus.

Ernsthaft? Hallo? Seht ihr das nicht? Ich bin fett und trage ein bauchfreies Top! Seid ihr alle blind?

Ich sitze da, ziehe den Bauch ein, dass es fast wehtut, und versuche gleichzeitig, mich an den wirklich lustigen Gesprächen zu beteiligen. Irgendwann bekomme ich so einen Lachanfall, dass ich für einige Minuten das Baucheinziehen vergesse. Und wieder: Keine Blicke, die ausgetauscht werden. Ich könnte genauso gut in Yogahose und Schlabberpulli dasitzen. Zum ersten Mal an diesem Abend kommt mir der eigentlich schon gewohnte Gedanke, den ich aber trotzdem noch nicht so ganz verinnerlicht habe: Bin das vielleicht nur ich selbst, die sich da im Weg steht? Kann man mich mit meiner nackten Speckrolle wirklich ansehen, ohne sich zu ekeln?

Nach knapp zwei Stunden beschließen wir aufzubrechen. Im Flur sagt Lisa ganz nebenbei zu mir: »Du siehst fantastisch aus! Bist heute auf Aufriss oder wie?«

»Ich? Bitte? Du weißt ganz genau, dass mir die Kerle meistens eher zufällig passieren, als dass ich mir einen gezielt ausspähe ...«

»Und warum dann das Outfit, in dem du unter Garantie sämtliche Blicke kassieren wirst?«

»Das ist für mich. Es ist ein Test, wie ich mich mit so was fühle. Ja, anstarren werden sie mich, aber sicher nicht, weil sie mich so geil finden, sondern weil ich einen Meter achtzig gerade um acht weitere Zentimeter an meinen Schuhen verlängere und meinen Schwabbelbauch rausstehen lasse – das werden mehr so die ›Jö schau, ein rosa Elefant!‹-Blicke werden.«

Lisa rollt mit den Augen: »Wenn du das glaubst, bitte, aber ... nein, ich diskutier das nicht mehr mit dir. Du kannst nicht gleichzeitig auftreten wie eine Mischung aus Wonderwoman und Mad Men und dir einreden, du bist so hässlich.«

Doch, kann ich. Wobei mich der Unterton in Lisas Stimme noch weiter verunsichert. Meinen Freundinnen gegenüber gehe ich offen mit meinen Schwächen um, und ich nerve sie damit also gehörig. Na toll. Das ist ja ein feiner Dämpfer für diesen Abend.

Es ist ein schräges Tanzlokal, das wir uns ausgesucht haben – ein ehemaliges Kabarett, in dem in den Sechzigerjahren Helmut

Qualtinger oder André Heller auftraten, und das inzwischen als Club am Leben gehalten wird. Kristalllüster hängen von der Decke und schwere rote Samtvorhänge an den Wänden. Freitags ist Rock- und Punkabend. Alle tragen Schwarz.

Kurz habe ich die Hoffnung, dass ich unter lauter schwarz Gekleideten einfach nicht auffallen werde, sofern das als Frau mit knappen eins achtzig plus hohen Absätzen möglich ist. Doch als ich mich kurz in einem Spiegel neben der Tanzfläche sehe, erschrecke ich: In dem Raum hängen anscheinend mehrere Schwarzlichtlampen. Alles, was hell oder farbig ist, leuchtet stark aus der dämmrigen Umgebung heraus. Manchmal find ich das ja ganz lustig, wenn beispielsweise die eigenen Zähne leuchten oder man am Pullover des Gegenübers erkennen kann, dass er eine weiße Katze hat. Doch wenn der eigene Bauch, das Körperteil, das man sich jahrelang am liebsten weggeschnitten hätte, heller leuchtet als die Glühbirne selbst, dann findet man das nicht mehr gar so lustig.

Scheiße. Am liebsten würde ich umdrehen, heimgehen und das Crop Top zu Hause rituell verbrennen. Aber ich habe Eintritt bezahlt und sie spielen gerade eine meiner Lieblingsnummern, bei der ich absolut nicht stillsitzen kann.

Aus. Von meinem Outfit werde ich mir doch nicht den Abend verderben lassen. Da bin ich seit Monaten überzeugt, dass mein Körper ganz in Ordnung ist und ich mich viel zu sehr auf meine Makel konzentriert habe, und dann wirft mich so ein Stück Stoff (okay, genau genommen so ein Stück Stoff zu wenig) zurück in meine schlimmste Ich-bin-so-fett-und-hässlich-Phase? Wie geht's denn mir gerade schon wieder?! Pah. Was diese ganzen tollen Body-Positivity-Frauen können, schaff ich doch auch!

»Fuck Beauty!«, rufe ich laut aus (glücklicherweise ist die Musik noch viel lauter), stürme die Tanzfläche und gebe Vollgas. Nach etwa einer Stunde tanzen, toben und springen, während der ich nur mich und die Musik wahrgenommen habe, bin ich komplett durchgeschwitzt und erkenne einen großen Vorteil des Crop Tops: ganz schön angenehm, wenn man ein bisschen Luft rund um den Bauch hat!

Nur bei zwei Sachen hilft der freie Bauch nicht: Ich habe Durst und meine Füße tun bereits ordentlich weh. Aber auch das lässt sich lösen. Auf dem Sofa neben der Bar sitzen Lisa und ihre Freundin. Ich bestelle mir ein Bier und lasse mich neben sie auf das Samtungetüm plumpsen, noch ganz vollgepumpt mit den Glückshormonen vom Tanzen. Genüsslich lasse ich den Stoppelverschluss meines Bieres aufploppen und nehme einen großen Schluck. Herrlich. So gehört sich das. Neben mir sitzt Lisa.

»Nunu, du hast recht gehabt. Alle starren dich an.«

»Danke auch. Gerade noch war ich so gut drauf.«

»Sag mal, spinnst du? Hast du die Blicke überhaupt gesehen? Während du getanzt hast, haben dich diese beiden da an der Bar dauernd angeschaut, der Kerl da hinten beim Spiegel ebenso. Und du bist dreimal angetanzt worden von einem der Typen, hast aber genau nix gecheckt.«

»Bitte?!«

Ich schaue mir die Typen an, auf die sie gezeigt hat. Zweimal erwische ich ihren Blick, weil sie immer noch herstarren, und beide fangen sofort zu lächeln an. So ... als ... ob ... die ... flirten?

Moment mal, es ging mir darum, mir selbst zu beweisen, dass ich nicht angestarrt werde. Dass ich ganz normal aussehe, und dass so ein Crop Top nicht dafür sorgt, dass alle, die einen Blick auf meinen Bauch werfen müssen, von diesem Anblick geblendet werden und schreiend in alle Richtungen vor mir weglaufen. Ich meine, hätte ja passieren können!

Okay, ich gebe es ja zu, gar so wahrscheinlich war ein solcher Weltuntergang aufgrund meines Outfits nicht. Aber ich hatte schlicht Angst vor abschätzigen Blicken, vor dem typischen »Wie schaut diiiiie denn aus?«. Aber dass ich stattdessen auch noch anziehend wirke, hätte ich mir nie im Leben gedacht.

Zufrieden nippe ich an meinem Bier. Kennenlernen will ich übrigens keinen der Jünglinge.

Endgültig gerettet ist der Abend übrigens, als auf der Toilette eine Frau zu mir sagt, wie toll ich aussähe. Eine Frau! Wenn ich eines in den vergangenen Jahren gelernt habe, dann: Das Kompliment einer Frau ist sehr viel mehr wert als das eines Mannes. Evolution und so.

»Ich bin hässlich«

Mir geht's eindeutig wieder besser, die Krise rund um meine Selbstliebe habe ich hinter mir gelassen. Der schöne Nebeneffekt, wenn man sich erlaubt, sich selbst gut zu finden: Man findet auch so viele andere schön und gut. Umso weniger vertrage ich es, als eine – in meinen Augen wunderschöne – Freundin in einem unserer Gespräche über Schönheit mal wieder erklärt, dass sie sich selbst hässlich finde, damit aber überhaupt kein Problem habe.

Sie steht damit nicht alleine da. Immer öfter lese und höre ich von Frauen, die dem ganzen Body-Positivity-Trend kritisch gegenüberstehen. Die sagen – kurz zusammengefasst –, dass sie eben nicht so schön seien wie andere, dass das aber voll okay sei, Optik und Talent seien eben ungleich und unfair verteilt auf der Welt. Dass sie genervt davon seien, dass nach aktueller feministischer Agenda alle Menschen gleich schön zu sein haben.

In einem Artikel in der »Welt« mit dem Titel »Nein, Menschen sind eben nicht alle gleich schön!« vergleicht sich die Redakteurin mit ein paar berühmten Schauspielerinnen, die gerade über den roten Teppich laufen. Erstens: Na ja, diese Frauen sind umgeben von einem Heer an Make-up-Artists und Stylisten, die locker dafür sorgen können, dass aus der Kathi von nebenan im Handumdrehen eine Kate Winslet wird. Na klar, fühlt man sich denen gegenüber unterlegen. Und zweitens: Wer hat jemals behauptet, dass alle Menschen gleich schön sind? Das wäre doch langweilig! Schönheit hat so viele Facetten!

Es ist zum Haare-Raufen: An welchen Idealen orientieren sich denn diese Frauen, die sich selbst für hässlich halten? Meist genau an diesen extrem hergerichteten Frauen auf den roten Teppichen dieser Welt. Na looooogisch fühlt man sich da nicht unbedingt wie Miss World!

Diese Frauen, die sagen: »Hey, ich bin nicht schön, und das ist okay so!«, haben in meinen Augen Body Positivity und echte Selbstliebe nicht ganz verstanden. Es geht eben gerade nicht darum, bestimmten Standards zu entsprechen, man darf sich selbst als schön empfinden, egal, ob man zu kleine Augen oder eine zu große Nase hat. Denn wo liegt denn der Vergleich, was zu groß oder zu klein ist? Diese Kritikerinnen haben immer noch den klassischen Schönheitsbegriff im Kopf, wie man auszusehen hat.

Selbst wenn man jetzt mit Evolutionsbiologie und Symmetrie und Östrogen-Markern argumentiert: Die sind nur ein Teil des gesamten Attraktivitätspakets. Und außerdem: Was haben diese Marker damit zu tun, wie man sich selbst sieht? Da wurde doch nur erforscht, wie man auf andere wirkt!

Liebe Frauen: Ich hab's wirklich versucht. Ich habe versucht, herauszufinden, ob man Schönheit definieren kann. Ergebnis: Es ist unmöglich. Jeder sieht etwas anderes darin, und je weniger man sich von medialen und gesellschaftlichen Zwängen, hinter denen so viel mehr steckt als das Aussehen selbst, beeinflussen lässt, desto mehr findet man schön.

Warum es mir so ein Anliegen ist, und warum es mir so wehtut, wenn wundervolle Freundinnen von mir sagen, sie seien hässlich? Weil man irgendwann das, was man sagt, wirklich glaubt. Und sich der Gefahr ausliefert, in ein negatives Körper-Selbstbild hineinzurutschen. Weil man sich angreifbarer für die Versuchungen der Konsumwelt macht. Mir können die Frauen, für die es scheinbar völlig okay ist, sich selbst nicht schön zu finden, noch so oft erklären, dass sie durch diese Erkenntnis viel entspannter seien: Am Ende des Tages findet ja doch noch der Vergleich mit »Schöneren« statt. Und selbst wenn er sie bewusst nicht mehr stört, macht es doch etwas mit ihrem Unterbewusstsein.

Es überrascht mich nicht sehr, dass dieselbe Freundin, die sich selbst völlig grundlos als hässlich bezeichnet, im Sommer lieber schwitzt, als kurze Hosen anzuziehen – damit niemand ihre Cellulite sieht. Da zeigt es sich: Ganz egal ist es ihr doch nicht, und so ganz glücklich ist sie mit der Akzeptanz ihrer eigenen »Hässlichkeit« auch nicht, sonst wären ihr die Dellen an den Oberschenkeln egal. (Dass die überhaupt ein Makel sind, hat ihr die Werbung erklärt.)

Ich muss mir nicht einreden, dass alle Welt mich schön findet. Das war früher mein Wunsch, zugegeben. Aber ich darf mir erlauben, mich selbst schön zu finden, mit all meinen Dellen, Falten und Polstern. Denn damit setze ich mich über gesellschaftlichen Druck hinweg. Wenn ich eines in den letzten Monaten gelernt habe, dann ist es folgender einfacher Satz: Es kommt so viel mehr darauf an, dass ich mich selbst schön finde, als dass andere es tun. Ohne Vergleiche.

Das Gewicht der Werbung

Eine Freundin schickt mir den Link zu einem Video. Nichtsahnend klicke ich es an – und bin binnen Sekunden gebannt: Man sieht einen Tisch, auf dem zwei Magazine liegen, eine »Elle« und eine »Cosmopolitan«. Gesprochen wird nicht, lediglich Schrift wird eingeblendet. Da steht (auf Englisch): »Gestern Abend machte ich eine verstörende Beobachtung.« Oskar T. Brand, der das Video gedreht hat und der sich selbst als Anti-Bullshit-Lobbyist bezeichnet, zerlegt diese beiden Magazine ganz trocken auf ihren Inhalt. Zuerst wiegt er sie (»Elle«: 1,15 Kilogramm, »Cosmopolitan«: 0,42 Kilogramm), danach reißt er alle Seiten raus, auf denen sich Werbung oder bezahlte Artikel befinden.

Das Ergebnis ist aufschlussreich: Bei der »Elle« bleiben von ursprünglich 426 Seiten gerade mal 62 übrig, auf denen sich nur redaktionelle Inhalte befinden – 85 Prozent des Magazins sind schlicht und einfach Werbung. Bei der »Cosmopolitan« reißt er 158 von 244 Seiten raus, immerhin noch 65 Prozent.

Brand bringt es auf den Punkt: Das sind in Wirklichkeit keine Magazine, das sind Produktkataloge. Und erklärt auch gleich, wieso: »Seit Jahrzehnten basiert Werbung für Frauen auf dem gleichen Prinzip: Du bist nicht gut genug. Etwas stimmt nicht mit dir. Es stimmt sogar viel nicht mit dir. Du bist nicht schlau genug. Die andere Frau ist hübscher. Du bist einfach scheiße.« Diese Werbeanzeigen sind also dazu da, Frauen zu zeigen, dass sie nicht gut genug sind, nicht hübsch genug sind – um ihnen gleichzeitig die vermeintliche Lösung dafür anzubieten. Ich weiß nicht, auf welche Studie er sich bezieht, aber plötzlich heißt es im Video: »Siebzig Prozent aller Frauen fühlen sich beim Durchblättern einer Frauenzeitschrift nach nur drei Minuten schuldig, beschämt und depressiv.«

Er hat völlig recht. Ich selbst habe es ja auch schon festgestellt: In diesen Magazinen sieht man wirklich nur »perfekte Schönheiten«. Keine Falte im Gesicht, samtige Haut, große Augen, weiße, gerade Zähne, Körper wie von siebzehnjährigen Profiturnerinnen. Wenn es überhaupt echte Körper sind. Brand weist darauf hin, dass ein weltbekanntes Textilunternehmen, von mir Textilschwede genannt, kürzlich zugegeben hat, in ihren Werbeanzeigen Frauenkörper zu zeigen, die komplett am Computer erschaffen worden sind – also wirklich null mit der Realität zu tun haben.

Eigentlich ist mir alles, was in diesem Video angesprochen wird, bereits bekannt – und dennoch ist es fantastisch: Brand bringt es einfach unglaublich gut auf den Punkt. Ich starre das Video an – und denke dabei: »Wenn mich jetzt jemand sähe, würde die Person glauben, ich schaue gerade dabei zu, wie jemand umgebracht wird.« Dabei sehe ich das, was wir als »schöne« Bilder bezeichnen.

Brand fällt noch ein nettes Detail auf, er schreibt: »Über ein Drittel der Frauen, die diese Zeitschriften lesen, sind über vierzig Jahre alt. Ratet mal, wie viele Frauen in dem Alter in den Zeitschriften abgebildet waren? Null. Stattdessen insgesamt achthundert Seiten Abstreiten der menschlichen Biologie und Schaffen eines negativen Selbstbildes. Das durchschnittliche Model in diesen Zeitschriften ist 21 Jahre alt, wiegt 25 Prozent weniger als die durchschnittliche Frau und ist 18 Zentimeter größer.« In anderen Worten: Diese Zeitschriften sind ein Werbekatalog für Magersucht – während in den USA und der EU insgesamt über fünfzig Millionen Frauen an Essstörungen leiden.

»Heutzutage fangen bereits Grundschülerinnen im Alter von sechs Jahren an, sich um ihr Gewicht und ihre Figur zu sorgen«, schreibt Brand. Stimmt, denke ich. Ich sehe es ja bei meiner Nichte, die mir mit zarten acht Jahren zum ersten Mal gesagt hat, dass sie so fett sei – und das bei absolut normalem Gewicht, sie ist ein schlankes Kind.

Das Video wird immer besser. Brand schreibt: »Tausende Marketingspezialisten bekommen unmoralisch viel Geld, um dich einer Gehirnwäsche zu unterziehen, dir eine Illusion zu verkaufen und deine Selbstachtung zu zerstören.«

Exakt. Genau. Absolut. Ich juble! Endlich bringt es jemand mal wirklich packend und in wenigen Minuten so treffend auf den Punkt. Noch dazu ein Mann, der sich mit Frauenmagazinen auseinandersetzt.

Doch Brand ist noch lange nicht fertig. Er schreibt: »Diese Magazine sollten illegal sein. Sie sind fundamental gegen Frauen und gegen das eigene Selbst gerichtet und ihr gebt ihnen durch eure Geldbörse die Macht dazu. Du bist schlauer. Im Grunde bist du die Einzige, die entscheidet, wie attraktiv du bist. Attraktivität ist eine Entscheidung. Du bist die echte Frau. Unvollkommenheiten sind das, was dich ausmacht. Du bestimmst die Standards, nicht andersrum. Sei zufrieden und glücklich mit der, die du bist. Denn das ist echte Schönheit.«

Ich glaube, ich habe mich gerade in einen Mann verknallt, den ich noch nie gesehen habe. Was für ein Kerl. Der sollte allen anderen Kerlen Nachhilfe geben. Ich fange sofort an zu recherchieren: Wer ist das? Warum stellt der so ein Video online? Ich lande auf seiner Website. Was ich dort sehe, baut mich noch mehr auf.

Oskar hat nämlich noch ein Video zu dem Thema gepostet. Dieses zweite Video berichtet, dass zwei Monate, nachdem das ursprüngliche Video herausgekommen war, plötzlich Ashley Graham – ja, genau jene Ich-glaub-an-mich-Kurvenfrau – auf dem Cover der britischen »Cosmopolitan« zu sehen war. Brand zeigt einen Beweis, dass das mit seinem Video zu tun hat. Und rechnet ganz trocken vor: 16 Millionen Menschen haben das Video gesehen, zwei Millionen Menschen lesen die britische »Cosmo«. Hm, wer da wohl mehr Einfluss auf wen hat?

Brands Fazit: Jede/r kann was bewegen. Jede/r Einzelne. Ich liebe diese Botschaft.

Die Taube in der Hand …

Alles wird gut. All meine Überlegungen, dass es unbedingt eine Körperrevolution geben muss und dass ich all meine Kraft da reinlegen muss, sind überflüssig. Ich könnte gerade die Welt umarmen, und schuld daran ist doch tatsächlich ein Konzern. Wo ich Konzerne und ihre Machenschaften – Achtung, Ironie – normalerweise doch so heiß und innig liebe …

Der Grund für meine Freude heißt Unilever. Also eigentlich heißt er Dove. Dove macht ja schon seit einiger Zeit Werbung mit Frauen aller Staturen, groß, klein, dick, dünn – aber bisher sind immer alle gephotoshopped. Alle haben samtglatte Haut, schön gleichmäßige Kurven, nicht die geringste Spur von Cellulite, strahlende Augen, weiße, gerade Zähne. Alles Zeichen, die auf Bildbearbeitung schließen lassen.

Eigentlich ein lustiger Zugang: Hey, wir wollen alle Frauen gleich behandeln, wir verändern jetzt einfach alle am Computer! Gut, ihre Kurven dürfen sie behalten, die machen wir nur ein bisschen gleichmäßiger, aber die Samthaut, die sie ja schließlich aufgrund unserer tollen Cremes haben sollen, die erschaffen wir einfach am Computer! Und diese Leberflecken da, die sollten auch weg.

Es gibt zwar einen Werbespot von Dove, in dem im Schnelldurchlauf die künstliche Veränderung einer Frau am Bildschirm gezeigt wird, aber ihre Plakatkampagnen sind trotzdem bearbeitet. Nicht so stark wie bei anderen Kosmetikfirmen, aber eben doch. So ganz trauen sie sich anscheinend doch nicht. Frauen müssen ja immer noch glauben, dass sie gaaaanz anders aussehen, wenn sie sich erst mal mit den Cremes von Dove selbst bearbeiten.

Aber Scherz beiseite. Gemessen an dem Aufruhr, den die Kampagne von Beginn an auslöste, hat Dove da richtig mutige Schritte unternommen. Unilever wurde und wird zwar immer wieder dafür kritisiert, dass sie sich einerseits mit Dove der »echten Schönheit« der Frau widmen, andererseits aber in ihrer Axe-Werbekampagne übersexualisierte, magere Models durchs Bild rennen lassen. Aber ganz ehrlich: Man sollte froh sein, dass es Kampagnen wie die von Dove überhaupt gibt. Denn es ist doch wirklich ein Fortschritt, dass wir Spots, in denen gezeigt wird, wie Frauen per Photoshop verändert werden, im Fernsehen sehen, zwischen Nachrichten und Wetter. Und dass wir auf den unzähligen Plakatwänden dieses Landes nicht nur die auf Teufel komm raus am Computer verschlimmbesserten Jungmodels sehen, sondern hin und wieder auch eine runde Frau jenseits der vierzig, die uns mit einem derartigen Strahlen anschaut, dass wir gar nicht anders können, als sie schön zu finden.

Aber jetzt, jetzt hat Dove endlich einen weiteren Schritt gewagt: Aus einem Frauenmagazin lächelt mich eine fette Frau an, die gerade Yoga macht. Ihr Bauch ist rund und verdeckt den Bund ihrer Leggings. Die Frau strahlt. Unter dem Foto steht riesengroß: »Ich sollte schlank sein, um Yoga zu machen?« und darunter als Zitat des Models, der 31-jährigen Jana: »Das Geläster ist für mich nichts Neues. Hätte ich das alles ernst genommen, wäre ich heute nicht da, wo ich bin: im Reinen mit mir und meinem Körper.« Abgerundet wird das Ganze durch einen Satz in Großbuchstaben: »Meine Schönheit ist meine Entscheidung.«

Ich bin sprachlos, als ich die Anzeige entdecke. Wobei, nein, es entkommt mir ein begeistertes Quietschen – mitten in der

U-Bahn. Dass es dabei um eine Werbung für eine Creme mit wahrscheinlich nicht unbedingt biologischen Inhaltsstoffen geht, die von einem weltumspannenden Konzern produziert wird, der auch ziemlich viel Dreck am Stecken hat, ist mir in diesem Moment komplett egal. Die Aussage passt. Die Aussage, dass Dicksein nichts damit zu tun hat, ob man unsportlich, ungesund oder unschön ist, alle drei Dinge können nämlich stimmen oder auch nicht. Aber sie haben nix mit Dicksein zu tun.

Dove sind inzwischen nicht mehr die Einzigen, die nicht mehr ausschließlich auf Werbung mit Models einer bestimmten Kleidergröße setzen. Es ist eindeutig ein Trend zu erkennen: In den USA haben 67 Prozent aller Frauen eine Kleidergröße von 42 oder mehr. Diese Frauen wurden auch dort in der Werbung bisher nicht maßgeblich repräsentiert, sie hatten lediglich einen Anteil von zwei Prozent. Daher startete das Onlinemagazin »refinery29« in Partnerschaft mit zwei Anbietern von Plus-Size-Mode die Kampagne #seethe67. Auf der eigenen Website, aber auch in diversen sozialen Medien wie Instagram oder Twitter wurde dazu aufgerufen, »echte« Körperbilder zu zeigen. Das Ziel wurde klar erklärt: »Wir wollen die Plus-Size-Frau aus der Nische heraus in den Mainstream holen. 67 Prozent all unserer Fotos von Frauen, die wir auf der Website veröffentlichen, in Newslettern aussenden oder auf unseren Instagram- und Snapchat-Kanälen posten, werden Größe 42 oder mehr tragen.« »refinery29« stellte sein Design und seine Fotografie um – und stellt diese neuen Fotos von Plus-Size-Frauen auch als Stockfotos großen Fotoagenturen zur Verfügung, damit auch andere Magazine sie verwenden können.

Wir brauchen mehr davon. Mehr Darstellungen in der Werbung von Frauen, wie sie uns auch im »echten Leben« begegnen. Und wir bekommen langsam, aber sicher auch mehr davon. Immer mehr Firmen fällt auf, dass sie an ihrer relevantesten Zielgruppe vorbeiwerben. Frauen konsumieren mehr Produkte, mehr Dienstleistungen als Männer. Aber inzwischen fühlen sich Frauen jenseits der 40 – egal, ob Alter oder Größe – von vielen klassischen Werbungen schlicht nicht mehr angesprochen.

Wenn man als Unternehmen entdeckt, wie man seine Produkte besser an die Frau bringen kann, und wenn das damit einhergeht, dass sich unser Blick auf Schönheit entspannt und nicht mehr durch Werbung auf »jung, glatt, superschlank, aber mit Busen« konditioniert wird, dann kann ich das nur begrüßen. Wenn diese Produkte dann auch noch fair produziert wären, hach, seht ihr ihn auch, diesen Regenbogen?

Fake Fatties?

Auf dem Blog einer Body-Positivity-Vertreterin, Betthany Ruther aus den USA, finde ich das »Fettmanifest«, in dem sie auf den Punkt bringt, wie ihr Leben als fette Frau so ist und warum sie sich weigert, sich auf Kosten ihrer seelischen Gesundheit den konventionellen Schönheitsidealen zu unterwerfen. Ein Punkt ihres sehr lesenswerten Manifests (nachzulesen auf www.archedeyebrow.com) macht mich nachdenklich. Sie schreibt: »Ein Teil des Problems ist, dass so oft genau jene Frauen, die als Botschafterinnen oder Sprachrohre der Body-Positivity-Bewegung auftreten, glücklich damit sind, die Leitwölfin zu spielen – bis sie eine Diät finden, die für sie passt. Menschen, die aufrichtig glücklich mit sich selbst sind, gibt es leider wenige, aber es gibt sie.«

Sie hat recht: Immer wieder gibt es mutige dicke Frauen, die laut in die Welt hinausrufen, dass sie fett und schön seien, um dann plötzlich irgendwann ganz schlank daherzukommen. Da war in den Neunzigerjahren Sophie Dahl, ein britisches Übergrößenmodel, deren größter Erfolg Unterwäschewerbung für den Textilgiganten H&M war. Sie brachte ordentliche Kurven auf die Laufstege der Welt. Doch irgendwann hungerte sie sich bei einer Größe von einem Meter achtzig auf sechzig Kilo herunter. Die gleiche Geschichte gilt für Crystal Renn, einst gefeiertes Plus-Size-Model, wenige Jahre später wieder dünn.

Doch auch ganz aktuell gibt es Beispiele: Gabourey Sidibe, stark übergewichtige Schauspielerin (für die Hauptrolle in dem Film »Precious« erhielt sie eine Oscar-Nominierung), positionierte sich immer sehr selbstbewusst – sie war eine der Ersten, die in einem konventionellen Hollywood-Film als sehr dicke Frau eine Sex-Szene mit einem schlanken Mann darstellte, ohne dass es comichaft wirken sollte. Sidibe war jedoch wirklich stark adipös – samt den gesundheitlichen Auswirkungen. Also entschied sie sich im Jahr 2016 für eine Magenverkleinerung und nahm Dutzende Kilos ab. Sie ist immer noch rund, aber bedeutend schlanker.

Auch Ashley Nell Tipton, die Gewinnerin einer Staffel von »Project Runway« (eine Castingshow, in der diverse Modedesigner gegeneinander antreten), entschied sich für eine Magenoperation. Sie ist selbst adipös und designte seit ihrem Gewinn ausschließlich Kollektionen für dicke Frauen. Aufgrund gesundheitlicher Alarmzeichen ließ sie sich operieren und nimmt derzeit ab.

All diese Frauen sagen, dass sie auch weiterhin für einen breiten Schönheitsbegriff (ja, das war Absicht ...) eintreten wollen. Dass Gesundheit für sie nun im Vordergrund steht. Klar, die Gesundheit muss an erster Stelle stehen. Aber ist es wirklich so? Sind diese Frauen wirklich auf Gesundheit aus oder geht in ihnen nicht doch der bekannte Film »Wenn ich erst mal dünn bin, ist mein Leben perfekt« ab?

Würde die gute Fee daherkommen und uns anbieten, uns auf der Stelle für immer schlank und konventionell schön zu machen: Würden wir es annehmen?

Von Antidepressiva und getauschten Hosen

Herrlich, es ist mal wieder so weit – ich veranstalte eine meiner Tauschpartys. Vor ein paar Monaten habe ich damit begonnen, einen Haufen höchst unterschiedlicher Freundinnen zu mir einzuladen und mit ihnen Klamotten unter einem bestimmten Motto zu tauschen. Diesmal ist das Motto: »Bring alles, was du in diesem Jahr noch loswerden willst.« Von Elisabeth mit Größe XS, die gefühlt halb so groß und nicht nur gefühlt effektiv halb so schwer ist wie ich, bis hin zu Bianca, größer und auch etwas runder als ich, ist alles an Körpergrößen vorhanden. Bei den letzten Tauschpartys habe ich bereits gelernt: Die Größe, die im Kleidungsstück steht, ist komplett egal.

Die Party ist wie immer eine Wucht an weiblicher Energie. Zwölf Frauen bilden in meinem Wohnzimmer einen Kreis auf sämtlichen in meiner Wohnung verfügbaren Sitzgelegenheiten (inklusive Kissen am Boden), es gibt Prosecco. Wieder sind einige Mädels dabei, die sich vorher noch nicht kannten. Trotzdem wird sofort losgeschnattert, getratscht, gelacht. Es ist herrlich.

Pamela fängt an und zeigt eine Boyfriend-Jeans her. Obwohl ich bei Hosen trotz aller »Größenangaben sind egal«-Überzeugung vorsichtig bin – mein Hintern ist nun mal ein nicht zu übersehendes Teil –, zeige ich auf. Die gefällt mir zu gut, um sie nicht anzuprobieren.

Kurz messe ich die Hose mit den Augen ab und denk mir:

Pfuh, das könnte knapp werden. Die muss ja schön weit und locker sitzen, um gut auszusehen. Neben mir höre ich jedoch fast wie aus einem Mund von Anna und Maresi: »Geh, die passt dir sicher!« Ich bin mir nicht ganz so sicher. Die Hose landet auf dem Stapel hinter mir.

Zwei Glas Prosecco später ist Vea an der Reihe. Sie hält eine Hose in die Höhe, eine schwarze Skinny-Jeans. Wie lange suche ich schon eine, die wirklich schön eng sitzt, an den Knien nicht ausbeult und in der ich trotzdem nicht wirke wie eine Pellwurst mit Rettungsring in der Mitte ... Vea meint: »Größe 42. Die hab ich mir letztes Jahr gekauft, als ich noch acht Kilo mehr hatte. War ein bissl ein Fehlkauf. Nunu, magst du?«

Spinnt die? Wie soll bitte mir eine Hose passen, die irgendwann in diesem Leben mal Vea gepasst hat?!

»Die ist total stretchig, Nunu, schlüpf doch mal wenigstens rein!«

Als alle Teile fertig vorgestellt sind und jede von uns einen Berg an neuer Kleidung vor sich liegen hat, geht es los: Alle ziehen sich gleichzeitig um.

Vorsichtig schlüpfe ich erst mal in die Skinny und kann es kaum fassen: Sie passt. Ich bekomm sie bequem zu, sie sitzt wie eine zweite Haut, ich stehe ungläubig vor dem Spiegel. Und auch die zweite Hose passt wie angegossen, sie sitzt locker und ist total bequem. Kann es sein, dass ich mich für viel dicker halte, als ich bin?

Nachdem die Mädels alle hochzufrieden und mit dem mir abverlangten Versprechen, bald wieder eine solche Tauschparty zu machen, abgezogen sind, setze ich mich an meinen Laptop. Ich hatte kürzlich darüber gelesen, dass es ein Krankheitsbild ist, wenn Frauen sich selbst im Spiegel total verzerrt und falsch sehen.

Es heißt Dysmorphophobie – eine Störung der Wahrnehmung des eigenen Leibes. Man steht vor dem Spiegel und sieht nur die als zu groß empfundene Nase oder die als asymmetrisch empfundenen Gesichtszüge, die unterschiedlich großen Brüste oder die Aknenarben von früher. Und man empfindet diese Makel als so dominant, dass es zu einer Belastungsstörung kommt. Das Traurige ist: Man ist komplett überzeugt davon, unattraktiv zu sein und extrem resistent gegen die Einsicht, dass das nur der eigene Kopf ist, der einen da hineinreitet.

Hoppla. Kommt mir irgendwie bekannt vor.

Ich muss an ein Gespräch mit einer ehemaligen Kollegin denken, die mir kürzlich, ungelogen, mit Tränen in den Augen um den Hals gefallen ist, als ich ihr sagte, dass ich mich ab jetzt selbst schön finden möchte. Sie war unglaublich erleichtert: »Ich hab's dir immer gesagt! So oft! Endlich siehst du es!«

Immer? So oft? Ich kann mich ehrlich gesagt nicht einmal dran erinnern.

Ich lese weiter über die sozialen Auswirkungen von Dysmorphophobie:

* Betroffene fühlen sich in der Öffentlichkeit oft von anderen angestarrt und negativ bewertet.
* Es ist für solche Personen schwierig, sich mit als attraktiv empfundenen Personen zu unterhalten, weil sie sich minderwertig fühlen.
* Die Belastungsstörung kann so weit gehen, dass Betroffene sich selbst komplett sozial isolieren.

In Ansätzen fühle ich mich angesprochen. Dieses Gefühl des Angestarrtwerdens kenne ich verdammt gut. Wenn beim Sitzen ein bisschen Bauch über die Hose hängt und man das Gefühl hat: Da schauen jetzt alle hin. Oder auf den rechteckigen Hintern. Es musste früher immer ein Pullover um die Hüften geknotet sein, sicher ist sicher. Und alles, weil in unseren Köpfen biochemisch wahrscheinlich etwas nicht ganz sauber läuft. Was ja passieren kann, was komplett in Ordnung ist und was man in den meisten Fällen durch Therapie und Medikation auch »reparieren« kann.

Moment mal. Medikation? All die schlauen Bücher helfen nix, wenn man nicht das richtige Level an Serotonin im Blut hat?

In diesem Moment durchfährt es mich heiß und kalt: Ich hatte vor einiger Zeit mit einer ziemlich heftigen Depression zu kämpfen und wehrte mich lange dagegen, Medikamente zu nehmen. Wer Antidepressiva nimmt, ist schwach, dachte ich immer, und ich kann das ja wohl bitte auch alleine schaffen. Ist doch lächerlich.

Bis ich aufgrund von Überlastung zusammenbrach, mir dabei das Schlüsselbein in zwei Teile teilte und heulend mit einer frisch operierten Schulter auf meinem Sofa lag. Den Anschiss, den mir Steph damals verpasste, werde ich mein Leben lang nicht vergessen. »Du nimmst jetzt endlich was gegen deine Depression!! Ich schau mir das nicht länger an!« Vielleicht haben ja die Antidepressiva, die ich im Anschluss nahm, dazu beigetragen, dass ich seit einiger Zeit versuche, meinen Körper weniger abzulehnen?

Warum ich diese sehr persönliche Geschichte hier aufschreibe? Weil es mich ankotzt, wie unglaublich stigmatisiert Antidepressiva sind, und was für ein Tabu es immer noch ist, sie zu nehmen!

Im Frühling und Sommer komme ich durch einzelne Tage nicht ohne Antiallergika. Wenn ich wieder mal meine genetisch vererbten oder auch manchmal durch genussvollen Alkoholkonsum erarbeiteten Kopfschmerzen habe, freue ich mich, dass die Menschheit Schmerztropfen erfunden hat. Aber als ich mit meiner Einnahme von Antidepressiva recht offen umging, sah ich immer wieder in schockierte Gesichter: »Was, *du*? Echt? *Du* brauchst so was?«

Es ist Zeit für eine Brandrede:

Liebe Frauen,

die Gesellschaft ist manchmal richtig arschig zu uns. Sie erwartet von uns, dass wir einem ganz bestimmten Muster entsprechen. Das heißt jetzt nicht, dass wir Opfer sind, aber wir müssen uns jeden verdammten Tag Werbebildern aussetzen, in denen wir gefragt werden, ob wir »beach body ready« sind. Im Fernsehen tanzen magersüchtig aussehende Engel auf Wolken herum und essen Brote mit so herrlich leichtem, sahnigem Doppelrahmkäse drauf (der in der Trockenmasse über sechzig Prozent Fett hat. So leicht!). In Zeitschriften schauen uns nur noch per Photoshop veränderte Gesichter und Körper an, und auch von uns selbst wird inzwischen erwartet, dass wir auf Selfies per Gratisapp erst unsere Gesichter entknittern, bevor wir sie online posten können.

Wenn euch dieser Druck zu viel wird, dann ist das nicht schlimm! Es ist nicht schlimm, wenn ihr zwar um all diese Tatsachen wisst, euch aber trotzdem die schlechte Laune antut, weil ihr euch zum zwanzigjährigen Abiturtreffen in die Jeans, die ihr im letzten Schuljahr immer angehabt hattet, reinpressen wollt. Es ist komplett okay, wenn ihr euch kraftlos fühlt – die Gesellschaft heute fordert echt zu viel von euch.

Aber es ist noch viel besser, wenn ihr aktiv beschließt, etwas dagegen zu machen – optimalerweise, bevor ihr in eine Depression schlittert. Das ist nämlich nicht lustig. Das Aufstehen in der Früh fällt unglaublich schwer, den ganzen Tag verbringt man in dieser »Wenn jetzt noch eine Kleinigkeit passiert, weine ich auf der Stelle los«-Stimmung, dauernd fühlt man eine unglaubliche Last auf den Schultern, sieht sie aber nicht, bis man abends heimkommt, froh ist, wieder einen Tag überstanden zu haben, und nach ein paar zerquetschten Tränen in einen traumlosen, aber nicht erholsamen Schlaf fällt.

Geht zu eurem Hausarzt oder eurer Hausärztin! Redet darüber! Besprecht, ob ihr es mit einer Gesprächstherapie versuchen sollt! Und verdammt noch mal: Lehnt es nicht ab, wenn euch Antidepressiva verschrieben werden. Bei einem kaputten Knie würdet ihr ja auch nicht auf die Idee kommen, Physiotherapie und Schmerzmittel abzulehnen, oder?

Ich will hier niemanden zum Medikamentenmissbrauch anstiften, Antidepressiva sind alles andere als Smarties, die man so schnell nebenbei einwerfen kann. Man muss sehr vorsichtig damit umgehen, um nicht direkt in eine Abhängigkeit zu rutschen. Aber zwischen Missbrauch und dem ersten Eingeständnis, dass man auch gegen psychische Verstimmungen etwas nehmen kann, und dass das nicht schlimm ist, sondern heilt – da ist sehr viel Platz.

Wer depressiv ist, bei der ist die Biochemie im Hirn einfach etwas durcheinandergerutscht. Und Antidepressiva – noch mal: mit denen man vorsichtig umgehen muss und genau drauf hören muss, was die Ärzte einem dazu sagen – bringen die körpereigene Biochemie wieder in Ordnung.

Ich bin überzeugt davon: Oft ist es nicht der Körper, der repariert werden muss, es ist die Psyche. Und wenn es so weit geht, dass man es ohne medikamentöse Unterstützung nicht mehr schafft, dann ist das völlig in Ordnung und nichts, was man geheim halten muss. Es ist keine Schande, Antidepressiva zu nehmen. Sie helfen einem, wieder klar zu denken und aus den dunklen Löchern, in die man sich hineingedacht hat, wieder herauszuklettern.

Und so nebenbei können sie dabei helfen, ein falsches Körperbild geradezurücken.

»Und was ist mit Schönheits-OPs?«

»Gehst du jetzt nicht mehr zur Kosmetikerin?«
»Da war ich offen gestanden noch nie.«
»Aber cremst du dir das Gesicht jetzt nicht mehr ein?«
»Na sicher mache ich das noch!«
»Ha! Siehst du, du willst ja doch schöner sein!«
»Ich möchte einfach nur, dass mein Gesicht nicht unangenehm spannt oder ich blöde Pickel bekomme!«

Oder:

»Aber dann darfst du dich jetzt nie wieder schminken!«
»Wieso?«
»Na, weil du ja auf diese ganzen Schönheitsideale pfeifst!«
»Und deshalb darf ich mir nicht mehr die Wimpern anmalen, wenn's mir doch irgendwann mal wieder besser gefällt?«
»Ich fände das verlogen!«

Oder:

»Aber wenn du auf die konventionellen Schönheitsideale pfeifen willst, warum sitzt du dann im Minirock da?«
»Was hat denn das eine mit dem anderen zu tun?«
»Damit willst du doch bewusst attraktiv wirken!«
»Na klar will ich das! Und in dem Rock steckt ja immer noch

mein herrlich unperfekter Hintern drin und schauen meine unperfekten Oberschenkel raus!«
»Aber solltest du deine Reize nicht eher verdecken, wenn du dich mit dem gesellschaftlichen Schönheitsbegriff anlegen willst?«

Oder:

»Und was ist mit Schönheitsoperationen?«
»Was soll mit denen sein?«
»Na, die machen die Leute ja auch nur, weil sie einem Ideal nacheifern!«
»Das kann man doch nicht so über einen Kamm scheren! Wenn jemand echt schlimme seelische Probleme aufgrund eines nicht vorhandenen Busens hat, dann soll diese Frau sich meinetwegen operieren lassen!«
»Aber sollte diese Frau sich nicht so annehmen, wie sie aussieht, und drauf pfeifen, was die Gesellschaft als schön bezeichnet?«
»Gut, ich stimme dir zu, viele dieser Probleme mit sich selbst entstehen aufgrund gesellschaftlicher Schönheitsideale. Aber wenn man seelisch bereits so tief drinsteckt, dass eine Operation eine letzte Rettungsmöglichkeit ist, warum nicht?«

Manchmal denke ich mir, ich sollte im Bekanntenkreis nicht so offensiv mit dem Thema umgehen. Die Gespräche sind nämlich unglaublich anstrengend. Es muss doch nicht immer alles gleich schwarz-weiß zugehen!

Vielleicht sollte ich mir einfach einen Zettel mit den folgenden Sätzen einstecken und jedes Mal wortlos herzeigen, wenn ich wieder in so eine Diskussion gerate:

Findest du dich mit geschminkten Wimpern schöner, dann mal sie dir an. Leidest du so sehr unter deinen abstehenden Ohren, dass du dich jeden Abend in den Schlaf heulst? Dann lass sie dir operieren. Wenn du dich in Schlabberhosen und dem uralten

Polohemd deines großen Bruders wohlfühlst: Zieh es an. Wenn du dich schöner findest, wenn du in einem engen Kleid deinen Busen zeigst, dann zeig ihn.

Allerdings: Hinterfrage dein Tun. Bitte überlege, warum du dich schminken willst, warum du dich sexy anziehen willst oder warum du dich eventuell sogar unters Messer legen willst. Tust du es, weil die halbe Welt dir sagt, dass sich das so gehört? Tust du es, weil du dich sonst schämst? Wenn du es nur machst, weil du anderen gefallen willst, dann denk noch mal drüber nach. Wenn du es tust, weil du spürst, dass du dann mit dir selbst glücklicher bist, dass du dir selbst so besser gefällst, dann mach es. Sieh so aus, wie du willst, kleide dich und schmink dich, wie es dir, und zwar nur dir, gefällt. Du hast das Recht dazu. Und die Pflicht, deinen Begriff von Schönheit regelmäßig zu hinterfragen.

Noch Fragen?

Ein neuer Klick-Moment

Seit einigen Wochen wohnt meine liebste Steph heiße 500 Meter von mir entfernt. Einmal via Brücke über die neben meiner Wohnung liegenden Zuggleise und schon bin ich da. Es ist herrlich, wir haben jetzt quasi jeweils ein weiteres Wohnzimmer (und sie den besseren Kaffee).

Durch Stephs neue Wohnung hat sich mein Jogginghosenradius bedeutend erweitert. Während ich mich bisher maximal die 200 Meter zum nächsten Supermarkt getraut habe, gehe ich inzwischen ungeniert einfach so in irgendwelcher Kleidung zu ihr rüber – dort hänge ich ja sowieso nur auf dem Sofa herum, wozu also sich schön anziehen.

Heute beschließe ich jedoch eine weitere Mutprobe: In einem Secondhandladen habe ich mir letzten Sommer – mit ein paar Kilo weniger auf den Rippen – ein sehr schön grünes, aber auch sehr enges Schlauchkleid gekauft. Also eng von oben bis unten, man sieht jede einzelne Delle. Aber ich konnte dem wunderschönen Olivgrün nicht widerstehen und dachte damals: Irgendwann trau ich mich, irgendwann wird es mir egal sein.

Und heute ist dieser Tag. Ich wache auf, und mein erster Gedanke ist: Meinen Kaffee trink ich heute bei der Steph. Allerdings ist das »Einfach aus dem Bett und rüber zu ihr« heute eher nicht empfehlenswert: Es ist bereits so warm, dass ich nackt schlafe. Vor dem Kleiderschrank überlege ich kurz, mein heiß geliebtes Fallschirmkleid anzuziehen: Nomen est omen – das Teil ist aus einem alten Fallschirm genäht und einfach nur riesengroß und sackartig. Herrlich. Doch direkt daneben hängt der grüne Feger. Wann, wenn nicht jetzt?

Ich ziehe das Kleid an, schlüpfe in meine alten Birkenstocks (und überraschenderweise passt die Kombi sogar), schaue in den Spiegel und beschließe: Das ist jetzt in Ordnung so. Ich mach das jetzt. Noch vor wenigen Monaten hätte es mir vor diesem Anblick gegraust: Man sieht meine ausladenden Oberschenkel, man sieht den wabbeligen Bauch. Aber wie gesagt: Der Weg zu mehr Körper-Selbstbewusstsein ist ein langer, und ich gehe ihn Schritt für Schritt.

Apropos Schritt für Schritt: Ich gehe los und ... nichts passiert. Ich gehe an zwei jungen Burschen vorbei, mir kommt eine Mutter mit ihrer Teenagertochter entgegen, mich überholt ein älterer Mann am Fahrrad – und niemand schaut angeekelt weg. Es ist unglaublich entspannend: Aus der Mutprobe wird ein stinknormaler Spaziergang über die Brücke.

Auch bei Steph auf dem Sofa erkenne ich mich selbst kaum wieder. Ich setze mich hin – und greife nicht wie sonst oft sofort nach einem Kissen, das ich mir vor den Bauch legen kann. Einfach so, als ob es klick gemacht hätte im Kopf, ist es mir plötzlich egal, ob mein Bauch sich nicht nur sichtbar abzeichnet, sondern auch auf den Oberschenkeln aufliegt, und ob das Fett an meinen Oberarmen wie ein alter Putzlappen hängt. Schnurzpiepegal: Das ist mein Körper. Und dieser Körper will jetzt nicht, dass Nunu sich scheiße fühlt seinetwegen, sondern endlich einen gescheiten Espresso und dabei ein Gespräch mit Steph über alles Mögliche.

Mich durchströmt plötzlich ein unglaublich angenehmes Gefühl: Ich glaube, ich habe es geschafft. Ich kann meinen Körper annehmen, wie er eben aussieht. Ich habe gelernt, dass tägliche Bewegung einfach verdammt wichtig ist. Ich sehe meinen Bauch, meine Oberschenkel, meine Arme, meine Falten rund um die Augen nicht mehr als Makel. Sondern als Teil von mir. Ich sehe mich im Spiegel und kann endlich sagen: Ich bin schön. Ohne Wenn und Aber.

Schluss, aus, Ende

Es wird Zeit. Ich mag nicht mehr. Seit Monaten beschäftige ich mich mit meinem eigenen Körper, mit Körperbildern in den Medien und dem ganzen gesellschaftlichen Wahnsinn. Ich will einfach nicht mehr, ich gehe mir fürchterlich auf den Senkel. Diese ganze Selbstbezogenheit, diese Selbstdarstellung, in die ich auch reingekippt bin! Und dann dieser ganze Hype um die Frauen, die runder sind als die üblich medial dargestellten vier Prozent. Mir kommt es langsam so vor, dass der ganze Curvy-Trend einfach gerade zum guten Ton gehört und man ihn toll finden muss – selbst aber trotzdem unbedingt schlank sein will. So wie man nach außen fair produzierte Mode toll findet, sich aber dann doch bei Primark mit ein paar neuen Trends eindeckt, weil es so schön günstig ist.

Ich habe in den letzten Monaten sehr viel gelernt. Ich finde es wunderbar, wie ich langsam mir selbst auf die Schliche gekommen bin – aber ich muss zugeben: Mich hat auch motiviert, endlich zu verstehen, wie andere mich sehen, damit ich mich selbst nicht so kritisch sehe. Das ist auch nicht der Weg. Zumindest fühlt es sich ziemlich schal und leer an, wenn ich darüber nachdenke.

Warum ist dieses ganze Schönheitsding überhaupt so ein Riesenthema? Ja nicht nur für mich, sondern doch für ganz schön viele Frauen, wenn ich an all meine Gespräche zurückdenke.

Meine Küchentisch-Diagnose lautet: Wir haben zu viel. Wir leben in einer derartigen Überflussgesellschaft, dass wir – zumindest die Menschen, die wirtschaftlich auf die Butterseite gefallen sind – keine Probleme damit haben, wie wir ans Essen für die nächsten Tage kommen oder wie viele Kinder wir aufziehen müssen, damit wir im Alter versorgt sind. Wir sind so getrimmt auf mehr, mehr, mehr, dass wir uns selbst zur Ware gemacht haben und uns selbst einen Wert gegeben haben. Es ist so verführerisch, nichts zu hinterfragen. Und es ist so bequem: einfach blind den neuesten Trends hinterherrennen, in der Früh eine Stunde fürs Make-up brauchen, täglich fünfzig Selfies schießen, um eines davon dann weiter zu bearbeiten und mit dem Hashtag #naturalbeauty zu posten, und immer schön brav drauf schauen, dass man ein It-Piece in der aktuellen Modefarbe trägt.

Was sich in dem ganzen Wahnsinn von optischer Perfektionierung dann nicht mehr ausgeht: In sich hineinspüren. Macht mich dieses Selfie glücklich, weil ich mich darin erkenne und schön finde, oder weil ich weiß, dass mich damit wieder Hunderte Herzchen auf Instagram erwarten? Ich vermute mal, bei den meisten ist es Letzteres.

Zugegeben, ich habe jetzt gerade vor allem diese ganzen Ultra-Beautys im Kopf, deren Bilder so falsch sind, dass wir sie wahrscheinlich auf der Straße nicht erkennen würden. Aber liebe Ladys, wir müssen uns alle immer wieder sagen: Es gibt Wichtigeres als das eigene Aussehen! Mir ist es wichtiger, dass meine Familie gesund ist, als dass ich in meine Jeans aus Schulzeiten hineinpasse. Mir ist es wichtiger, dass mein Job mich glücklich macht und das Gehalt sich nicht nach Schmerzensgeld anfühlt, als dass ich unter den Augen langsam Falten bekomme, die nicht mit Lachen zu erklären sind. Und mir ist verdammt noch mal wichtiger, dass ich jeden einzelnen Moment meines Lebens nutze. Dass ich auf diesem kleinen Schiff auf den Philippinen sitze und das türkisfarbene Wasser sehe, das Salz in der Luft rieche, die Sonne auf meiner Haut spüre, die an mir vorbeiziehenden kleinen Inseln bewundere und merke, wie einzigartig und schön die Welt ist, in der ich leben darf.

Schnurzpiepegal, ob mein Hintern und meine Oberschenkel gerade eine halbe Sitzbank einnehmen.

Was kann man tun?

Der Wunsch nach makelloser Schönheit macht uns unglücklich. Aber wir können etwas dagegen tun. Was uns klar sein muss: Am Anfang des Weges zu mehr Selbstakzeptanz in jeglicher Form steht immer eine Entscheidung: die Entscheidung, dass es reicht. Danach kommt sehr viel mühsame Arbeit. Aber es gibt immer einen Schlüsselmoment, wo man feststellt: So kann man nicht weitermachen. Bei mir war es dieser Moment auf dem klapprigen Ausflugsboot auf den Philippinen, bei anderen kann es in der Straßenbahn auf dem Weg zur Arbeit sein. Diese Entscheidung beinhaltet jedenfalls die Erkenntnis, dass der persönliche Erfolg, egal auf welcher Ebene, nicht von der Zahl auf der Waage oder der in der Kleidung abhängt. Dass es egal ist, ob man dünne Haare, Sommersprossen oder Cellulite hat, weil das persönliche Glück an ganz anderen Dingen hängt.

Jahrelang stand ich vor dem Spiegel und dachte: Zehn Kilo weniger, dann zwickt die Hose weniger, und ich bin schlank und hübsch und alles wird mir in den Schoß fallen. Ohne Quatsch, ich dachte sogar, dass sich meine Beziehungsprobleme mit dem Ex-Liebsten dann wieder bessern. Erstens: Wie oberflächlich! Wie konnte ich davon ausgehen, dass der Mann, der seit Jahren mit mir zusammenlebte, durch eine schlankere Silhouette von mir wieder besser mit mir kommuniziert? Und zweitens: Will ich so einen Kerl überhaupt, dem so etwas wichtig ist?

Es ist gesunder Egoismus, wenn man sich selbst nahe ist. Und wenn man sich selbst an erste Stelle stellt. In einem eigentlich recht kitschigen Frauenroman, den ich mal aus Mangel an Alternativen im Urlaub las, bin ich über einen Absatz gestolpert, der inzwischen in schöner Schrift als Poster an meiner Schlafzimmerwand hängt:

»Goddamn it. I think we are going to have to love ourselves. Fuck. I know. I know. But at least let me just say, I don't mean we have to ›love ourselves‹ in a take-a-bubble-bath-every-night kind of way. Not ›love yourself‹ like ›Take yourself out to dinner once a week‹. I think we have to love ourselves fiercely. Like a lioness protecting her cub. Like we are about to be attacked at any moment by a marauding gang of thugs who are out to make us feel bad about ourselves. I think we have to love ourselves as passionately as the Romans love, with joy and enthusiasm and entitlement. I think we have to love ourselves with the pride and dignity of any French woman. We have to love ourselves as if we are seventy-year-old Brazilian women dressed all in red and white parading around in the middle of a block party. Or as if we just got hit with a can of beer in our face and we have to come to our own rescue. We have to aggressively love ourselves. We pratically have to stalk ourselves, that's how much energy we need to put into this. We really do have to discover our inner Viking and wear our shining armor and love ourselves as bravely as we ever thought possible. So yes, I guess we fucking do have to love ourselves.«[8]

8 »Verdammt. Ich glaube, wir müssen uns selbst lieben. Fuck. Ich weiß. Ich weiß. Aber lasst mich wenigstens sagen, ich meine damit nicht, dass wir uns auf eine ›Nimm-jeden-Abend-ein-Schaumbad‹-Art lieben müssen. Nicht auf die ›Führ-dich-selbst-einmal-pro-Woche-zum-Dinner-aus‹-Art. Ich glaube, wir müssen uns selbst heftig lieben. Wie eine Löwin, die ihre Jungen beschützt. So, als ob wir jederzeit einer marodierenden Schläger-Gang begegnen können, die nur darauf aus ist, uns dazu zu bringen, uns unserer selbst wegen schlecht zu fühlen. Ich glaube, wir müssen uns so leidenschaftlich selbst lieben wie die Römer, mit Freude

Doch eine Sache ist für mich immer noch schwierig, gebe ich zu: Es ist viel gesünder, sich nicht dauernd mit anderen zu vergleichen. Sich diese Vergleicherei abzugewöhnen, wenn man es jahrzehntelang gelernt hat und noch dazu medial und gesellschaftlich permanent dazu aufgefordert wird, ist wirklich, wirklich harte Arbeit. Aber es ist schlicht und einfach sinnlos, sich permanent zu überlegen, dass man karrieretechnisch gerne so weit wie Freundin A wäre, gerne die Figur von Freundin B und die Trainingsenergie von Freundin C hätte. Man ist schließlich man selbst, mit den eigenen Stärken und Schwächen.

Der Satz »Stell dir vor, wir würden uns auf die Dinge, die wir an uns lieben, fokussieren und nicht mehr auf die Dinge, die wir an uns hassen« birgt verdammt viel Weisheit. Selbstkritik ist unglaublich destruktiv. Ich kann es gar nicht oft genug sagen: Wir haben nur diesen einen Körper. Und er sieht aus, wie er gerade aussieht. Punkt. Einiges davon ist auf unseren individuellen Lebensstil zurückzuführen, ein großer Teil ist schlicht Genetik.

Wenn man lernt, dass man seinen Körper nicht nur sein ganzes Leben mit sich herumträgt, sondern dass man sein Körper ist und dass dieser Körper einem erst sämtliche Gefühle (leider auch die negativen) ermöglicht, dann geht man anders mit ihm um.

Ich liste jetzt mal ohne Anspruch auf Vollständigkeit jene Punkte auf, die ich im Laufe der vergangenen Monate ver-

und Enthusiasmus und Anspruch. Ich glaube, wir müssen uns mit dem Stolz und der Würde einer französischen Frau lieben. Wir müssen uns selbst lieben, als ob wir siebzigjährige Brasilianerinnen wären, die in rot und weiß gekleidet in der Mitte einer Parade stolzieren. Wir müssen uns selbst aggressiv lieben. Wir müssen uns praktisch selbst stalken, so viel Energie müssen wir in unsere Selbstliebe legen. Wir müssen wirklich unseren inneren Wikinger entdecken und unsere glänzende Rüstung tragen und uns so mutig selbst lieben, wie wir es nie für möglich gehalten haben. Also ja, ich glaube, wir müssen uns verdammt noch mal selbst lieben.«

standen habe und versucht habe, danach zu leben. Manches davon versteht sich vielleicht von selbst, anderes wiederum ist in seiner Einfachheit radikaler, als man denkt. Das Fazit lautet aber schlicht: **Ladys, liebt euch. Es gibt euch nur ein Mal.**

1) Seid nicht so streng mit euch.

»Perfekt« bedeutet für jede/n etwas anderes, genauso wie Schönheit. Daher ist »Perfektion« in etwa so erreichbar wie ein Einhorn als Transportmittel ins Büro. Ich habe festgestellt, dass mit einer ordentlichen Portion Entspannung alles viel einfacher geht. Und man viel netter zu sich selbst ist. Und wenn man in sich hineinhört, dann merkt man irgendwann auch, wann der Körper nach Bewegung oder gesundem Essen schreit – ohne dass es zum Zwang wird. Achtung: »Nicht so streng mit sich sein« hat nichts zu tun mit »Sich gehen lassen«.

2) Wenn man abnehmen möchte, weil man sich mit sich selbst nicht mehr wohlfühlt, dann ist das nichts, was zu verurteilen ist.

Allerdings gibt es da zwei Bedingungen:

a. Erstens sollte man sich überlegen, warum man abnehmen will. Ist es, weil die Mädels in der Werbung so heiß aussehen, und man sich vorstellt, dass man mit zwei Kleidergrößen weniger einfach viel glücklicher sein wird? Oder, weil man merkt, dass beispielsweise die Knie schmerzen und weniger Belastung ihnen guttun würde? Ich kann ein Geheimnis verraten: Nimmt man viel ab, bekommt man vielleicht mehr Komplimente (wobei »Hast du abgenommen?« ein zweifelhaftes Kompliment ist, nie vergessen!!), aber an der persönlichen inneren (Un-)Glückssituation ändert es nichts. Lebt man in einer dysfunktionalen Beziehung, wird man das auch mit zehn Kilo weniger tun. Ist man im Job unglücklich, wird man das auch mit 15 Kilo weniger sein. Am Abnehmen hängt einfach ein völlig absurdes Heilsversprechen, das genauso irreal ist wie die Photoshop-»Schönheiten« in den Hochglanzmagazinen.

b. Zweitens zeigen nicht nur Unmengen an Studien, sondern auch meine persönliche Erfahrung (und wie so oft ist mir erst der Knopf aufgegangen, als ich's an mir selbst erfahren habe): Wer sich und seinen Körper in der »Vorher«-Form ablehnt, wird auch mit sehr viel weniger Gewicht kein gesundes Verhältnis zum »Nachher«-Körper entwickeln. Ganz abgesehen davon hat diese Selbstablehnung noch einen bösen Spezialhaken: Die Wahrscheinlichkeit, dass man nach wenigen Monaten wieder gleich viel oder sogar mehr wiegt als ursprünglich, ist signifikant höher.

3) Seid euch die eigene beste Freundin.

Bei meinen Recherchen bin ich immer wieder über folgenden Satz gestolpert: »So wie du dich selbst behandelst, würdest du so deine beste Freundin behandeln?« Wenn ich an meine Mädels denke – nie im Leben würde ich zu Steph sagen, dass sie den hässlichsten, weil schwabbeligsten und quadratischsten Hintern von Wien hat. Oder zu Gina, dass ihre Füße so fürchterlich sind, dass sie sie am besten nie nackt zeigen sollte. Oder zu Ruth, dass ihre Wangen hängen und sie aussieht wie ein Basset-Hund mit den Lefzen bis zum Boden. All das waren aber Gedanken, mit denen ich mich jahrelang erfolgreich selbst beleidigt habe. Nein, Steph hat eine schöne, schlanke Figur, Gina wunderschöne Beine und Ruths ganzes Gesicht ist ein einziges Herz und voller Liebe. Die drei sind jede auf ihre Art wunderschöne Frauen. Würden die drei jetzt über mich sprechen, würden sie sagen, dass sie mich attraktiv finden – weil sie mich auch so sehen! Also warum sollten wir uns selbst nicht erlauben, uns so zu sehen? Wieso behandeln wir uns gedanklich und auch mit gesprochenen Worten schlechter als unsere Freundinnen? Schon klar, unsere Freundinnen wollen wir »empowern«, wir sehen sie als wunderschön an und wollen ihnen das auch mitteilen. Aber wieso uns selbst nicht?

4) Bewegt euch.

Da führt kein Weg dran vorbei: Unsere Körper wollen bewegt werden. Verbringt man den Großteil seines Lebens sitzend und essend, kann man sich darauf verlassen, dass man Krankheiten und schlechte Laune entwickelt. Mit Bewegung – es muss nicht gleich täglicher Hochleistungssport sein – kann man beidem entgegensteuern. Völlig egal, wie dick oder dünn, sportlich oder unsportlich man ist: Bewegung führt dazu, dass der Körper Glückshormone ausstößt. Ich weiß, im Vorhinein glaubt man es nicht, aber im Nachhinein fühlt man sich einfach gut. Man bekommt mehr Energie, bessere Laune, und der Trainingseffekt ist auch nicht zu unterschätzen: Irgendwann letzten Frühling hatte ich mir vorgenommen, zusätzlich zu sportlicher Betätigung mindestens fünf Kilometer jeden Tag zu Fuß zu gehen. Inzwischen bin ich enttäuscht, wenn ich weniger als zwölf schaffe.

5) Lasst euch nicht von Kleidergrößen fertigmachen.

Immer wieder zeigen Beiträge von engagierten Bloggerinnen, wie unterschiedlich die Größen in verschiedenen Läden gestaltet sind. Was in Geschäft A eine Größe L ist, ist bei gleichen Maßen in Geschäft B eine XL und in Geschäft C eine M. Und trotzdem gleicht es manchmal einem innerlichen Weltuntergang, wenn man in die gewohnte Größe nicht reinpasst. Dann ist man sofort fett und hässlich und überhaupt bäh. Aber Leute, Geheimnis: Es ist Stoff. Textil. Pflanze, ehemalig. Mal lebendig gewesen, jetzt nur noch Zellstoff. Oder meinetwegen Plastik, auch recht unlebendig. Und davon hängt unser Selbstwertgefühl ab? Wenn man sich das mal so richtig bewusst macht, fällt einem auf, wie lächerlich das ist. Bei Hosen beträgt der Umfangsunterschied zwischen Größe 40 und Größe 42 genau zwei Zentimeter (79 cm vs. 81 cm), bei 42 auf 44 sind es dann drei Zentimeter. Nehmt euch mal ein Lineal zur Hand und schaut euch an, wie wenig zwei Zentimeter sind (oder ein Heft mit karierten Seiten: nur vier solcher Kasteln machen den Unterschied zwischen zwei Größen aus). Das ist winzig, warum lassen wir uns dennoch so sehr davon leiten?[9]

6) Steuert euren Medienkonsum – so bewusst es eben geht.

An den Medieneinflüssen per TV und Werbung können wir wenig ändern. Wir sehen die künstlichen Figuren und Gesichter auf Plakatwänden oder in den Werbepausen im Fernsehen. Und die sogenannten sozialen Medien haben zwar zu einer Demokratisierung der Medienlandschaft geführt, bringen allerdings auch große Gefahren mit sich. Erst mit Facebook, Instagram und Co. hat der ganze Selfie-Wahnsinn so richtig angefangen. Und während früher Bildbearbeitungsprogramme noch GrafikerInnen und FotografInnen vorbehalten waren, kann man sich inzwischen auch als blutige Anfängerin selbst verschlanken und entknittern. Vor allem junge Mädchen messen ihre eigene Schönheit inzwischen nicht nur an ihren Instagram- oder YouTube-Vorbildern, sondern auch an der Menge der Likes und Kommentare, die sie bekommen. Eine Studie der amerikanischen Akademie für Gesichtsplastik und Rekonstruktive Chi-

9 Bei wirklichen Plus-Size-Größen konnte ich das bis vor ein paar Jahren noch nachvollziehen: Okay, verdammt, irgendwann ist wirklich Ende Gelände und man findet außer zeltartig und gerade geschnittenen Blümchenblusen und seltsam unförmigen Karottenhosen einfach nichts mehr. Aber – auch wenn ich hier über meinen ökofairen Schatten springen muss: Der Markt für Plus-Size-Mode wird immer größer! Es gibt inzwischen viel Auswahl, doch wie auch im Bereich der fairen Mode gilt: Nur wer suchet, der findet. Für Österreich gibt es zum Beispiel auf www.curvect.com einen tollen Shopping Guide!

rurgie ergab kürzlich, dass jeder dritte plastische Chirurg wahrnimmt, dass die Anfragen von Menschen zunehmen, die sich ver-»schönern« lassen wollen, um online besser auszusehen. Online als hübsch bewertet zu werden bedeutet eine Steigerung des sozialen Werts. Und was genau hübsch ist, steuern wir eben leider nicht selbst. Psychologin Linda Papadopoulos schreibt dazu: »Im aktuellen Klima hat unser Körperbild sehr wenig damit zu tun, wie wir tatsächlich aussehen, aber viel mit den Maßstäben, die Kultur und Gesellschaft vorgeben.« Doch gerade in den sozialen Medien kann man sich seinen Newsfeed selbst zusammenstellen. Man kann auf Instagram, Snapchat, Facebook, YouTube, Twitter Frauen folgen, die ein Gegenbild zum Schlanker-Glatter-Jünger-Perfekter-Trend sind. Die ihre Kurven in die Kamera strecken und stolz darauf sind. Die authentisch ihre sogenannten Makel zeigen, von Hautproblemen über besondere Körpergrößen. Oder noch besser: Solchen, denen es um Inhalte geht und nicht nur um das Aussehen.

7) Apropos authentische Frauen: ***Beschäftigt euch mit dem Feminismus von heute.***

Durch feministische Perspektiven wird man immun gegen die »Verführungen« der Medienwelt, denn man weiß: Die »perfekte«, superschlanke Frau ist lediglich eine (kapitalistische) Fantasie, entstanden in den meist männlichen Köpfen von Redaktionsleitern und Werbetreibenden. Mit der noch sehr viel mehr einhergeht – und zwar ein Bild, wie Frauen zu sein haben. Man darf sich da nicht mehr drauf einlassen. Frau darf so sein, wie man ist, egal ob laut oder sanft, groß oder klein, nachdenklich oder beschwingt, dick oder dünn.

8) Wehrt euch.

Vielen Menschen ist nicht bewusst, was sie einem mit Kommentaren, die eure Figur bewerten, antun. Dann muss man es ihnen eben sagen – auf respektvolle und wertschätzende Weise. Aber man muss etwas sagen.

9) *Umgebt euch mit Menschen, die euch guttun.*

Gut, es gibt Menschen, die mag man nicht und man kommt ihnen trotzdem nicht aus – am Arbeitsplatz oder in der Familie zum Beispiel. Aber sonst muss es möglich sein, sich mit den Menschen zu umgeben, die einem guttun. Die einen so akzeptieren, wie man ist, egal ob dick oder dünn, klein oder groß, laut oder leise.

10) Und zu guter Letzt noch mal das Allerwichtigste: *Entspannt euch.*

Hört auf euer Bauchgefühl. Wenn man jahre- oder sogar jahrzehntelang mit einem negativen Körperselbstbild durch die Gegend gelaufen ist, dann ändert sich das nicht von jetzt auf gleich.

Übrigens:

Schönheit beginnt in dem Moment, in dem du beschließt, du selbst zu sein.

Coco Chanel

Zum Weiterlesen

(Das meiste davon auf Englisch, weil es auf Deutsch leider nie erschienen ist)

* Linda Bacon: Health at every size. The surprising truth about your weight. BenBella Books 2008
* Linda Bacon, Lucy Aphramor: Body Respect. What conventional health books get wrong, leave out, and just plain fail to understand about weight. BenBella Books 2014
* Jes Baker: Things no one will tell fat girls. A handbook to unapologetic living. Seal Press 2015
* Hanne Blank: The Unapologetic Guide to Exercise and Other Incendiary Acts. Ten Speed Press 2012
* Brené Brown: I thought it was just me. Women reclaiming power and courage in a culture of shame. Gotham Books 2007
* Harriet Brown: Body of Truth. How science, history and culture drive our obsession with weight – and what we can do about it. Da Capo Press 2015
* Taryn Brumfitt: Embrace. My story from body loather to body lover. New Holland Publishers 2015
* Megan Jayne Crabbe: Body Positive Power. How to stop dieting, make peace with your body and live. Vermillion 2017
* Anke Domscheit-Berg: Ein bisschen gleich ist nicht genug! Warum wir von Geschlechtergerechtigkeit noch weit entfernt sind. Heyne 2015

* Nancy Etcoff: Survival of the prettiest. The science of beauty. Anchor Books 1999
* Laura Arens Fuerstein: My mother, my mirror. Recognizing and making the most of inherited Self-Images. New Harbinger 2009
* Brittany Gibbons: Fat Girl Walking. Sex, food, love, and being comfortable in your skin ... every inch of it. HarperCollins E-Books 2015
* Ashley Graham, Rebecca Paley: A new model. What confidence, beauty, and power really look like. HarperCollins Publishers 2017
* Louise Green: Big Fit Girl. Embrace the body you have. Greystone Books 2017
* Kjerstin Gruys: Mirror, mirror off the wall. How I learned to love my body by not looking at it for a year. Avery 2014
* Kate Harding, Marianne Kirby: Lessons from the Fat-o-sphere. Quit dieting and declare a truce with your body. Perigee 2009
* Jane R. Hirschmann, Carol H. Munter: When women stop hating their bodies. Freeing yourself from food and weight obsession. Ballantine Books 1996
* Tess Holliday: The not so subtle art of being a fat girl. Blink Publishing 2017
* Julia Korbik: Stand up. Feminismus für Anfänger und Fortgeschrittene. Rogner & Bernhard 2014
* Paula Lambert: Finde dich gut, sonst findet dich keiner. Heyne 2016
* Kelsey Miller: Big Girl. How I gave up dieting and got a life. Hachette Book Group 2016
* Christina Mundlos: Schönheit, Liebe, Körperscham – Schönheitsideale in Zeitschriften und ihre Wirkung auf Mädchen und Frauen. Tectum 2011
* Susie Orbach: Bodies – Schlachtfelder der Schönheit. Arche 2010
* Susie Orbach: Fat is a feminist issue. Arrow 2006

* Laurie Penny: Fleischmarkt – weibliche Körper im Kapitalismus. Edition Nautilus 2012
* Rebekka Reinhard: Schön! Schön sein, schön scheinen, schön scheitern – eine philosophische Gebrauchsanweisung. Ludwig 2013
* Deborah L. Rhode: The beauty bias. Oxford University Press 2014
* Almut Schnerring, Sascha Verlan: Die Rosa-Hellblau-Falle. Für eine Kindheit ohne Rollenklischees. Kunstmann 2014
* Whitney Way Thore: I do it with the lights on – and 10 more discoveries on the road to a blissfully shame-free life. Ballantine Books 2016
* Virgie Tovar (Hrsg.): Hot & Heavy. Fierce fat girls on life, love and fashion. Seal Press 2012
* Evelyn Tribole, Elyse Resch: Intuitive Eating. A revolutionary program that works. St. Martins 2003
* Unterdorfer/Deutinger/Langer/Richter/Wimmer-Puchinger: Wahnsinnig schön – Schönheit, Jugendwahn und Körperkult. Goldegg Verlag 2009
* Marilyn Wann: Fat! So? Because you don't have to apologize for your size. Ten Speed Press 1998
* Bärbel Wardetzki: Weiblicher Narzissmus. Der Hunger nach Anerkennung. Kösel 1991
* Lindy West: Shrill. Notes from a loud woman. Quercus 2016
* Anne Wizorek: Weil ein #Aufschrei nicht reicht. Für einen Feminismus von heute. Fischer 2014
* Naomi Wolf: Der Mythos Schönheit. Rowohlt 1991

Und am Schluss noch der ultimative Filmtipp, 83 Minuten, die wirklich jede Frau gesehen haben sollte: die auf DVD erhältliche Dokumentation »Embrace – Du bist schön« (2016). Die australische Fotografin Taryn Brumfitt hat sich nach Jahren des Sich-selbst-nicht-annehmen-Könnens weltweit auf die Suche nach Schönheitsidealen gemacht. Herausgekommen ist eine berührende Doku, die zeigt, wie absurd und teilweise gefährlich unsere Jagd nach äußerer Schönheit ist. Mitproduziert wurde der Film von der deutschen Schauspielerin Nora Tschirner, die es in einem Interview auf den Punkt gebracht hat: »Der Film löst das Problem nicht, aber er hat eine absolut befreiende Kraft.« Stimmt. Danke dafür.

Danksagung

Zuallererst möchte ich meiner wunderbaren Familie danken: Mama, Papa, Werner, Richard, Barbara, Theresa und meinen Lieblingszwetschgen Vroni, Anna, Jonas, Bernhard und Christoph. Ich hab euch unendlich lieb. Das Bewusstsein, dass das Leben, das ich führe, nur möglich ist, weil ich in eine solche Familie hineingeboren wurde, trage ich täglich mit mir. Danke, dass ihr mich meinen Weg gehen lasst.

Ein riesengroßer Dank gilt auch so vielen meiner Freunde: Danke fürs Dasein, fürs Zuhören, fürs Austauschen, fürs mit mir Lachen, mit mir Weinen und all die Liebe und die unbezahlbare Sicherheit, die ihr mir gebt. So viele fallen mir ein, namentlich kann ich nur einige erwähnen, da das Buch sonst fünf Seiten mehr hätte: Gina, Steph, Ruth und Anna, Markus, Max, Matl und Armin - danke! Mit euch allen ist der Austausch ein sehr spannender, und durch euch lerne ich immer wieder neue Perspektiven. Ihr seid Helden.

Ein ganz besonderer Dank geht an meine Lieblingsmaresi. Ohne dich gäbe es dieses Buch nicht, deine Brandrede an mich, Komplimente endlich mal anzunehmen, hat in mir einen Prozess ins Rollen gebracht, über den ich unglaublich glücklich bin. Danke, danke, danke.

Danke auch an die große Unterstützung im Verlag, ich fühle mich bestens betreut und aufgehoben. Ein besonderer Dank gilt natürlich Stephanie, meiner Lektorin – für die Diskussionen, Hinweise und die Möglichkeit, dass ich mir durchs Verteidigen meiner Argumente noch mal überlegen konnte, wie logisch sie eigentlich wirklich sind. ☺

Und zu guter Letzt: Danke an all die Menschen, die gegen vorherrschende Schönheitsideale kämpfen – ich bin stolz, mich zu euch zählen zu dürfen.